国家出版基金项目
NATIONAL PUBLICATION FOUNDATION

新中国地方中草药文献研究（1949—1979年）

土单验方卷 1（下）

“十三五”国家重点出版物出版规划项目
国家出版基金资助项目

张瑞贤 张卫 刘更生 蒋力生 主编

SPM 南方出版传媒
广东科技出版社
北京科学技术出版社

目　录

中草药协定处方

提　要

中国人民解放军第 210 医院编。

1972 年 2 月出版。128 开本。内部资料。共 146 页，其中前言、目录共 14 页，正文 126 页，附录 2 页，插页 4 页。纸质封面，平装本。

根据本地中草药来源和临床初步实践，编者将本院即中国人民解放军第 210 医院常用中草药处方加以整理，编成此书。

本书处方分为解热镇痛方、清热解毒方、止咳平喘方、消食和胃健脾方、腹泻痢疾方、疏肝解郁利胆方、驱蛔方、舒心活血镇痛方、安神镇静方、补气补血方、滋阴补肾方、利尿排石方、祛风除湿通经活络方、止痛方、止血方、癫痫方、舒筋活血方、继筋接骨方、活血消痈方、痔核方、水火烫伤方、小儿科（用方）、妇科（用方）、五官科（用方）、皮肤科（用方）、抗癌方共 26 类。

该书收载处方 101 个，每方内容有方名、处方（组成）、制法、功能、主治、用法等。

书末附有中草药抑菌试验结果及十八反、十九畏，以方便临床使用。

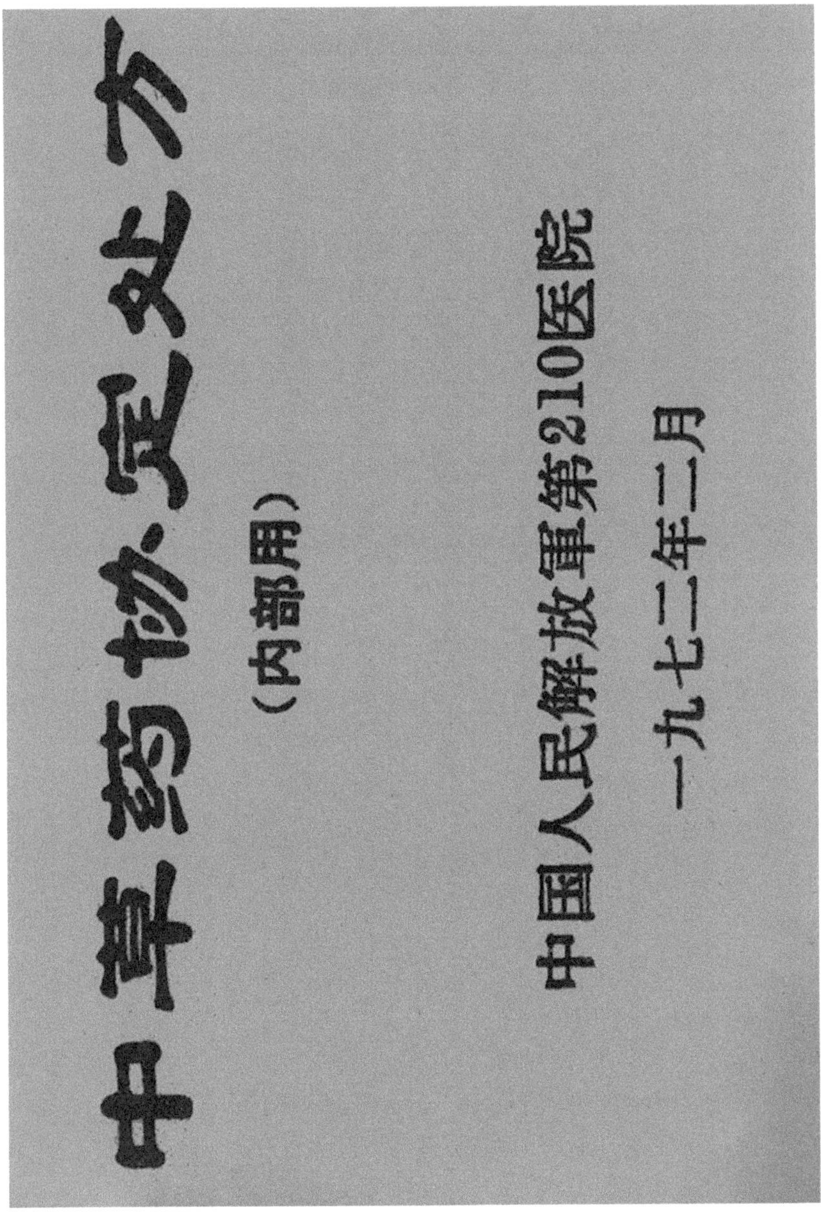

中草药协定处方

（内部用）

中国人民解放軍第210医院

一九七二年二月

目　录

二十六、抗癌方：

·白页·

感冒茶

处方： 菊花二钱
双花二钱
炒草决明一斤

功能： 清热解毒。

主治： 预防感冒。

用法： 取上药三钱泡水饮用。

— 1 —

复方貫众片

处方： 贯众三斤
生石膏二斤
姜黄一斤

制法： 贯众、生石膏共煎三次，合并煎汁浓缩加姜黄细粉干燥，粉碎，制粒，压片。片重0.2克。

功能： 清热凉血，解毒止痛。

主治： 预防和治疗感冒。

用法： 每次3—6片，日三次服。

貫众扑热息痛片

处方： 贯众1500克
生石膏1000克
姜黄 500 克
桔梗 500 克
扑热息痛 140 克

制法： 贯众、生石膏共煎三次，煎汁浓缩后加入姜黄、桔梗细粉，干燥，粉碎，再加入扑热息痛细粉混匀，制粒，压片。片重0.2克。

功能：清热止痛。

主治：感冒，咳嗽。

用法：每次3—6片，日三次服。

— 4 —

柴菊注射液

处方： 柴胡200克
细辛100克
野菊花200克
独活100克
制成600毫升

制法： 按蒸馏法提取制成中草药注射液600毫升。每支2毫升。

功能： 清热解毒，通络止痛。

主治： 上感，发热头痛，风湿性关节炎。

用法： 每次2—4毫升，日二次肌注。

— 5 —

银黄片

处方： 金银花　黄芩素　等量

制法： 取金银花细粉，加黄芩素细粉，混合均匀，制成颗粒，压片。片重0.3克。

功能： 清热解毒。

主治： 上呼吸道感染，肠炎，痢疾，疖肿。

用法： 每次 2—6 片，日三次服。

复方黄芩片

处方： 黄柏一斤
黄芩一斤
蒲公英一斤
野菊花一斤
大黄半斤

制法： 取黄柏、公英、野菊花共煎三次，煎汁浓缩加黄芩、大黄细粉干燥，粉碎，制粒，压片。片重0.3克。

功能： 清热解毒。

主治： 上呼吸道感染，

支气管炎，肺炎，
乳腺炎。

用法： 每次 3—6 片，
日三次服。

复方蒲公英片

处方： 双花　蒲公英
地丁　黄柏
苍耳子各二斤
野菊花一斤

制法： 公英、地丁、苍耳子、野菊花共煎3次，合并煎汁浓缩加双花、黄柏细粉干燥，粉碎，制粒，压片。片重0.3克。

功能： 清热解毒，消痈散结。

主治： 上呼吸道感染，

付鼻窦炎，急性
支气管炎，急性
乳腺炎，急性扁
桃腺炎，咽炎，

泌尿系感染，疖
肿。

用法：每次 3—6 片，
日三次服。

野菊花注射液

处方： 野菊花提取物10克　亚硫酸氢钠0.2克　蒸馏水加至100毫升

制法： 按甙类水醇法提取，制成中草药注射液100毫升。每支2毫升内含野菊花提取物0.2克。

功能： 清热解毒。

主治： 上呼吸道感染，感冒，急性结膜炎。

用法： 每次4毫升，日二次肌注。

— 11 —

蒲公英注射液

处方： 蒲公英提取物20克　亚硫酸氢钠0.2克　蒸馏水加至100毫升

制法： 按水醇法提取蒲公英素、蒲公英苦素等提取物，制成注射液 100毫升。每支2毫升内含蒲公英提取物 0.4 克。

功能： 清热解毒。

主治： 上呼吸道感染，及肠炎、咽喉炎、扁桃腺炎、皮肤炎症、外伤感染等症。

用法： 每次4毫升，日二次肌注。

黄芩注射液

处方： 黄芩甙5克　亚硫酸氢钠0.2克　蒸馏水加至100毫升

制法： 按水醇法提取黄芩甙制成注射液100毫升。每支2毫升内含黄芩甙0.1克。

功能： 清热解毒。

主治： 急慢性气管炎，上呼吸道感染，付鼻窦炎，疖肿等。

用法： 每次4毫升，日二次肌注

复方黄芩注射液

处方： 黄芩500克
黄柏500克
蒲公英500克
连召500克
大黄250克
制成2000毫升

制法： 按水醇法提取制成中草药注射液2000毫升。每支2毫升。

功能： 清热解毒，消痈散结。

主治： 上呼吸道感染，肺炎，胆道感

染，咽炎，急性
乳腺炎，疖肿，
泌尿系感染。

用法： 每次4毫升，日
二次肌注。

复方蒲公英注射液

处方： 蒲公英　双花　野菊花　黄柏　各500克　制成2000毫升

制法： 按水醇法提取，制成中草药注射液2000毫升。每支2毫升。

功能： 清热解毒，消痈散结。

主治： 急性乳腺炎，上呼吸道感染，急性支气管炎，急性扁桃腺炎，兰尾炎，疖肿，肺炎。

用法：每次4毫升，日二次肌注。

野菊花油

处方： 野菊花四两

冰片少许

麻油适量

制成1000毫升

制法： 取麻油加热至沸，冷至90°C加野菊花炸10分钟后，滤过，加少许冰片细粉，装入无菌干燥瓶内备用。

功能： 清热解毒，通窍止痛。

主治： 局部各种炎症。

用法： 外用，或制成油纱布条换药用。

青蛤片

处方： 蛤粉 750 克
青黛 250 克

制法： 共为细面，制粒，压片。片重 0.5 克。

功能： 清热解毒，止咳化痰。

主治： 支气管炎。

用法： 每次 4—6 片，日三次服。

复方青蛤片

处方： 青黛 150 克
蛤粉 750 克
黄芩素 200 克
地龙 250 克

制法： 共为细粉，制粒，压片。片重 0.5 克。

功能： 清热解毒，化痰止咳，平喘。

主治： 支气管炎，支气管哮喘。

用法： 每次3—6日，日三次服。

— 21 —

麻杏咳喘片

处方：麻黄 400 克
生石膏 750 克
甘草 250 克
炒杏仁 250 克
五味子 200 克
海浮石 400 克
海螵蛸 150 克

制法：将麻黄、生石膏、甘草、炒杏仁、五味子煎汁浓缩膏状，再加入海浮石、海螵蛸研成细粉，制成颗粒，压片。片重

0.3克。

功能：清肺止咳，定喘。

主治：支气管炎，支气管哮喘

用法：每次4—6片，日三次服。

昆百合剂

处方： 知母（蜜炒）二斤
百部一斤
昆布一斤
制成5000毫升

制法： 以45%或55%乙醇5000毫升，浸泡一周左右，回收酒精，加蒸馏水至5000毫升。

功能： 清肺降火，止咳化痰。

主治： 支气管炎，肺结核。

用法： 每次10毫升，日三次服。

烏　佛　散

处方： 乌贼骨 100 克
大贝15克
枯矾20克
佛手15克

制法： 共为细面混匀。

功能： 制酸止痛，理气和胃。

主治： 胃及十二指肠球部溃疡。

用法： 每次 3 克，日三次服。

烏矾散

处方： 乌贼骨750克
枯矾750克
蔓陀罗叶15克

制法： 共为细粉混匀。

功能： 制酸止痛，收敛。

主治： 高酸性胃炎，溃疡病。

用法： 每次3克，日三次服。

消积散

处方： 地老鼠（细粉）2克

制法： 取地老鼠用火把毛烧焦后烤干，粉碎。

功能： 活血，消肿散瘀。

主治： 胃及十二指肠球部溃疡。

用法： 每次2克，日三次服。

复方烏贼骨散

处方： 乌贼骨 750 克
煅牡蛎 300 克
炒地芋 150 克
龙胆草15克
雄黄15克
丹参50克
枯矾 150 克
蔓陀罗叶10克
甘草50克

制法： 共为细面混匀。

功能： 解痉止痛，制酸止血。

主治： 急慢性胃炎，胃及12指肠球部溃疡。

用法： 每次3克，日三次服。

复方山楂片

处方： 炒莱菔子二斤
炒神曲一斤
炒山楂二斤
陈皮半斤
炒麦芽二斤

制法： 共为细面制粒压片。片重0.3克。

功能： 消积化食，健脾胃。

主治： 消化不良，脾胃虚弱，嗳气腹胀。

用法： 每次3—5片，日三次服。

二　陈　丸

处方： 姜半下五两

陈皮五两

茯苓三两

甘草一两五钱

制法： 上药研细粉混均，另取鲜姜一两切碎，酌加冷开水压挤取汁水泛为丸。

功能： 除湿化痰，调气和胃。

主治： 咳嗽痰多，胸腹胀满，恶心呕吐。

用法： 服2—3钱，日三次服。

复方樺树皮片

处方： 桦树皮提取物0.25克
蔓陀罗叶0.025克

制法： 制粒压片。片重0.25克。

功能： 收敛，止痛，解毒。

主治： 急慢性肠炎，急慢性痢疾，小儿消化不良性腹泻。

用法： 成人：每次一片，日三次服。小儿减量。

利　胆　片

处方：双花三两
白芍三两
知母三两
茵陈三两
柴胡三两
木香五两
黄芩一两五钱
朴硝一两
金钱草三两
大青叶三两

制法：取双花、知母、大青叶、茵陈、金钱草、柴胡、木香、黄芩、朴硝加水煎煮三次，合并三次药液加热浓缩至糖浆状，加入白芍、大黄细粉混均，干燥，粉碎，制粒，压片。片重0.3克。

功能： 清热解毒，舒肝理气，利胆。

主治： 胆囊炎。

用法： 每次5片，日三次服。

清胆泻火流浸膏

处方： 柴胡五钱 黄芩五钱 半下三钱 茵陈一两 栀子三钱 木香三钱 郁金三钱 川军三钱 芒硝三钱 龙胆草三钱，

制法： 川军后下，煎汁浓缩制成流浸膏80毫升。含醇量15—20%为防腐剂。

功能： 清热解毒，舒肝利胆。

主治： 急性肝炎，胆囊炎，便秘。

用法： 每次20毫升，日二次服。

复方败酱糖浆

处方： 败酱草
板兰根
茵陈各一斤
川楝子二两
狗奶根五两
制成2000毫升

制法： 煎汁浓缩制成流浸羔2000毫升。含醇量15—20%为防腐剂。

功能： 清热解毒，舒肝利胆。

主治： 急慢性肝炎，胆囊炎。

用法：每次20毫升，日三次服。

胆道排石湯

处方： 茵陈五两
木香三两
黄芩二两
枳壳三两
黄连二两
大黄二两
制成 400毫升。

制法： 煎汁，浓缩，制成流浸羔 400 毫升。含醇量15——20％为防腐剂。

功能： 清热解毒，理气利胆。

主治： 胆道结石。

用法： 每次20毫升，日二次服。

苦参注射液

处方： 苦参100克
制成100毫升

制法： 按水醇法加适量醋酸调PH3—4提取苦参生物碱。制成中草药注射液100毫升。每支2毫升。

功能： 清湿热，利尿杀虫。

主治： 痢疾，急性黄疸性肝炎，急慢性肾炎。

用法： 每次2—4毫升，日二次肌注。

狗奶子根注射液

处方： 狗奶子根（提取黄连素）一克 蒸馏水加至1000毫升

制法： 按酸性水提取法，提取小檗碱，制成注射液1000毫升。每支10毫升含小檗碱10克毫。

功能： 清热解毒。

主治： 腹泻，痢疾，急慢性肝炎。

用法： 每次10毫升加入

5%葡萄糖注射液内静脉注射或点滴。

复方败酱注射液

处方： 败酱草 500 克
茵陈 500 克
板兰根 500 克
川楝子 500 克
制成1000毫升

制法： 按水醇法提取制成中草药注射液1000毫升。每支2毫升。

功能： 清热解毒，行血破瘀，利肝胆。

主治： 急慢性传染性肝炎，胆囊炎。

用法： 每次2——4毫升，日二次肌注。

安蛔流浸羔

处方： 乌梅五枚
黄连三钱
黄柏三钱
党参三钱
当归三钱
桂枝二钱
川椒二钱
干姜二钱
细辛一钱
制成80毫升

制法： 煎汁浓缩制成流浸膏80毫升。含醇量15—20%为防腐剂。

功能： 安蛔止痛，温中散寒，燥湿。

主治： 胆道蛔虫症。

用法： 每次20毫升，日二次服。

胆道驅蛔流浸羔

处方： 槟榔一斤
苦楝子五两
枳壳二两
使君子五两
木香三两
黄连三两
制成400毫升

制法： 按流浸膏制法，共制成400毫升。含醇量15—20%为防腐剂。

功能： 舒肝理气，杀虫止痛。

主治： 胆道蛔虫症，肠道蛔虫症。

用法： 每次20毫升，日二次服。

心脏片

处方： 丹参四两
姜黄二两
川芎二两
元胡二两
琥珀一两
红花一两
土三七二两

制法： 取丹参加水煎煮三次，合并药汁加热浓缩至糖浆状，加入姜黄、土三七、元胡、红花细粉混均，干燥，粉碎，加琥珀细粉制粒，压片。片重0.2克。

功能： 活血理气，镇静止痛。

主治： 冠状动脉硬化性心脏病，心肌梗死，心绞痛，心律不齐，心动过速。

用法： 每次15片，日三次服。

舒心鎮痛丸

处方： 沙参三两
生地四两
当归三两
香附三两
苏梗四两
红花一两
赤芍三两
远志一两五钱
枣仁三两
防风三两
五灵脂三两
元胡二两
黄芪三两

制法： 共为细粉，制成

蜜丸。每丸重10克

功能： 养血活血，理气祛风，通经止痛。

主治： 心绞痛，动脉硬化性心脏病。

用法： 每次1丸，日三次服。

舒心酊

处方： 山楂二斤
丹参一斤
黄精二斤
元胡一斤
制成酊剂10斤

制法： 取上四味药，加白酒浸泡15天以上制成酊剂。

功能： 活血，通心络，止痛。

主治： 冠心病。

用法： 每次10毫升，日三次服。

鎮 痛 酊

处方： 附子一两
白胡椒一两
炙甘草一两五钱
干姜一两
赤石脂一两五钱
桂枝二两
制成酊剂500毫升

制法： 用45%乙醇浸泡制成酊剂。

功能： 活血，理气镇，痛。

主治： 心绞痛(寒性)。

用法： 每次10毫升，日三次服。

槐 芩 酊

处方： 炒草决明一斤
黄芩一斤
夏枯草一斤
益母草一斤
槐花五两
茺蔚子一斤

制法： 用45%乙醇浸泡药物15天，制成酊剂。

功能： 降火解毒，舒肝理气。

主治： 高血压。

用法： 每次10毫升，日三次服。

复方何首乌片

处方： 何首乌五斤
五味子二斤
丹参三斤
黄连一两

制法： 五味子、丹参、黄连共煎三次，合并煎汁浓缩加入何首乌细粉，干燥，粉碎，制粒，压片。片重0.3克。

功能： 滋补肝肾，镇静安神。

主治： 神经衰弱，冠心病。

用法： 每次4片，日三次服。

鎮静合剂

处方： 丹参二两
炒枣仁二两
生牡蛎一斤
制成400毫升

制法： 煎汁浓缩制成400毫升。

功能： 镇静安神。

主治： 神经衰弱，失眠，心悸，心动过速。

用法： 每次20毫升，日三次服。

何首烏注射液

处方： 何首乌200克制成1000毫升

制法： 按水醇法提取，制成中草药注射液1000毫升。每支2毫升含何首乌生药0.4克。

功能： 滋补肝肾。

主治： 神经衰弱，植物神经紊乱，高血压，冠心病。

用法： 每次2—4毫升，日二次肌注。

十全大补丸

处方： 党参一两
熟地黄一两
黄芪一两
白术一两
当归一两
白芍一两
肉桂一两
川芎一两
茯苓一两
甘草一两

制法： 共研细粉，炼蜜为丸。每丸三钱重。

功能： 补气血。

主治： 体质虚弱，气血虚。

用法： 每次1丸，每日二次服。

补血流浸膏

处方： 党参五钱
鸡血藤五钱
阿胶三钱
龟板三钱
炙何首乌五钱
侧柏叶三钱
白芨三分
仙鹤草五钱
大枣五枚
制成流浸膏100毫升

制法： 制成流浸膏100毫升。含醇量15%为防腐

功能： 滋阴补血。

主治： 各种贫血。

用法： 每次20毫升，日次三服。

肾炎片

处方：石苇500克

制法：煎汁，浓缩，制成颗粒，压片。片重0.3克。每片含生药0.5克。

功能：利尿，通淋。

主治：急慢性肾炎，肾盂肾炎。

用法：每次2—3片，日三次服。

六 味 地 黄 丸

处方： 山药四两
熟地黄八两
泽泻三两
山萸肉四两
茯苓三两
牡丹皮三两

制法： 共为细粉，制成蜜丸。丸重10克。

功能： 滋补肾阴。

主治： 肾虚体弱，腰膝酸软，头晕耳鸣，遗精便血。

用法： 每次1丸，日二次服

复方翠云流浸膏

处方： 翠云草五斤
玉米须一斤
石苇一斤
制成5000毫升

制法： 煎汁浓缩制成流浸膏5000毫升。含醇量15—20%为防腐剂。

功能： 清热解毒，利尿。

主治： 肾炎，肾盂肾炎，肾病性浮肿。

用法： 每次20毫升，日二次服

加味五苓散

处方： 茯苓一两八钱
泽泻三两
肉桂一两二钱
白术一两八钱
木通一两五钱

制法： 共研细粉，混均。

功能： 化气行水。

主治： 各种水肿。

用法： 每次 2—3 钱，日二次服。

二金排石流浸羔

处方： 石苇五两
木通五两
海金砂三两
金钱草一斤
冬葵子五两
车前草五两
瞿麦二两
赤茯苓三两
广木香二两
滑石五两
甘草一两
制成流浸羔2000毫升

制法： 煎汁浓缩，制成流浸羔2000毫升。含醇量15——

20%为防腐剂。

功能：清热解毒，利尿通淋，止痛。

主治：肾、输尿管及膀胱结石。

用法：每次100毫升，日二次服。

豨灵丸

处方： 豨莶草15斤
苍术 3 斤
威灵仙 3 斤

制法： 取豨莶草半量煎汁浓缩，加上药细粉，制成水丸。每丸重 0.15克。

功能： 祛风除湿，通经络。

主治： 风湿性关节炎，类风湿性关节炎。

用法： 每次 2 —2.5 克，日三次服。

— 65 —

关节炎丸

处方： 穿地龙四两
炒苍术五两
黄柏三两
木瓜五两
威灵仙四两

制法： 共为细粉，制成水丸。丸重0.15克。

功能： 通经活络，止痛燥湿。

主治： 风湿性关节炎。

用法： 每次15—20粒，日三次服。

抗风湿药酒

处方：穿地龙一斤
红花五两
防风二两
秦艽二两
豨莶草一斤
制成药酒10斤

制法：取上药加白酒浸泡15天以上，制成10斤药酒。

功能：活血散风，通络祛湿。

主治：风湿性关节炎，腰腿疼。

用法：每次10毫升，日三次服。

复方草河車散

处方： 草河车三两
生石膏五两

制法： 共为细面混匀。

功能： 清热解毒，活血止痛。

主治： 风湿性关节炎，类风湿性关节炎。

用法： 每次三钱，日二次服。

元胡注射液

处方： 元胡100克
制成1000毫升

制法： 按水醇法，加适量醋酸调节PH为4提取元胡生物碱类，制成中草药注射液1000毫升。每支2毫升。注射液PH为6.5。

功能： 活血止痛。

主治： 痛经，跌打损伤，及各种瘀血性疼痛。

用法： 每次2—4毫升，日二次肌注。

苦碟子注射液

处方： 苦碟头200克 制成1000毫升

制法： 按水醇法提取黄酮甙类 制成中草药注射液1000毫升。每支2毫升。

功能： 清热解毒，止痛。

主治： 各种疼痛。

用法： 每次4毫升，日二次肌注。

白屈菜注射液

处方： 白屈菜250克
制成1000毫升

制法： 按水醇法，加适量醋酸调节PH为4提取白屈菜生物碱类，制成中草药注射液1000毫升。每支2毫升。注射液PH为6.5。

功能： 镇痛，消肿毒。

主治： 各种疼痛。

用法： 每次2—4毫升，日二次肌注。

— 71 —

止血粉

处方： 紫珠草提取物4克
土三七6克

制法： 紫珠草提取物，加土三七细粉混均。

功能： 止血。

主治： 各种出血。

用法： 每次2克，日三次服。或外用。

紫珠草注射液

处方： 紫珠草提取物2克　亚硫酸氢钠0.2克　蒸馏水加至100毫升

制法： 按水醇法提取，收集醇不溶物（为紫珠草提取物），按注射液常规制成100毫升注射液。每支2毫升含紫珠草提取物0.04克。

功能： 凉血止血。

主治： 各种内外出血。

用法： 每次4毫升，日二次肌注。

复方茜草注射液

处方： 茜草50克
炒地榆50克
炒蒲黄50克
制成500毫升

制法： 按水醇法提取，制成中草药注射液500毫升。每支2毫升。

功能： 凉血，祛瘀，止血。

主治： 肺出血及各种内出血。

用法： 每次4毫升，日二次肌注。

硃雄散

处方： 雄黄六钱
生南星一钱
硃砂三钱
郁金六钱
巴豆霜二钱

制法： 上药研细粉混匀。

功能： 镇静安神，化痰。

主治： 癫痫。

用法： 每次5厘，日二次服。

水 調 散

处方： 黄柏一斤
煅石膏八两

制法： 上药研细粉，混均备用。

功能： 清热燥湿，收敛解毒，消肿止痛。

主治： 各种局部炎症。

用法： 水调外敷。

七 厘 散

处方： 血竭一两
红花一钱
乳香一钱
儿茶二钱
没药一钱
射香一分二厘
冰片一分二厘
硃砂一钱二分

制法： 硃砂研细水飞或研至极细粉，与其他七味药细粉混均。

功能： 活血祛瘀，止痛收口。

主治： 跌打损伤，血瘀疼痛。

用法： 每服七厘，每日二次服。外用酒调敷患处。

紅花醇溶液

处方： 红花20克

75%乙醇100毫升

制法： 加乙醇浸泡一周左右。

功能： 活血散瘀。

主治： 扭挫伤。

用法： 外涂患处。

活血止痛酒

处方： 生南星　白芷　防风　当归　红花各五钱　制成药酒500毫升

制法： 按上方取药加白酒浸泡制成500毫升。

功能： 散风活血，消肿止痛，燥湿。

主治： 外伤及扭伤瘀血。

用法： 外涂局部。或每次5毫升内服。

柳楊槐羔

处方： 柳树叶

杨树叶

槐树叶各等量

制法： 煎汁浓缩成膏状。

功能： 清热解毒，消肿止痛。

主治： 局部炎症。

用法： 外涂。

芍瓜流浸羔

处方： 白芍二两
木瓜三钱
生甘草三钱

制法： 制成流浸羔 100 毫升。含醇量 15%为防腐剂。

功能： 活血，祛瘀，止痛。

主治： 骨质增生。

用法： 每次50毫升，日二次服。

筋骨丸

处方： 穿地龙二斤八两
炙申姜一斤四两
广地龙三两五钱
煅自然铜二两
威灵仙一两四钱
续断一两
当归一两四钱
苏木三两五钱
土虫三两五钱
红花七两
炙马前子二两

制法： 共为细粉，制成蜜丸。每丸重6.2克。

功能：活血止痛，通经活络。

主治：跌打损伤，伤筋动骨，瘀血停滞，筋骨疼痛。

用法：每次1丸，日二次服。

紅花注射液

处方： 红花 100 克
制成1000毫升

制法： 按水醇法提取，制成中草药注射液1000毫升。每支 2 毫升。

功能： 活血通经，消肿止痛。

主治： 瘀血闭经，跌打损伤。

用法： 每次2—4毫升，日二次肌注。

当归注射液

处方： 当归50克
制成1000毫升

制法： 按水醇法提取成中草药注射液1000毫升。

功能： 补血活血，行气止痛。

主治： 痛经，各种瘀血性疼痛，风湿性腰腿痛。

用法： 每次2—4毫升，日二次肌注。穴位注射每次0.5毫升。

接 骨 片

处方： 牡蛎一斤　续断二两　土虫一两　炒苍术五两　骨碎补三两　煅自然铜五钱

制法： 共为细粉，制粒压片。片重0.3克。

功能： 补肾活血，散瘀止痛，续筋接骨。

主治： 跌打损伤，外伤性骨折。

用法： 每次6片，日三次服。

腸粘連緩解流浸羔

处方： 川朴五钱
木香三钱
乌药三钱
炒莱菔子三钱
桃仁三钱
赤芍三钱
番泻叶三钱
芒硝二钱（冲服）
制成流浸羔80毫升

制法： 煎汁浓缩制成流浸膏80毫升。含醇15—20%为防腐剂。

功能： 活血理气，解毒通便。

主治： 不全性肠梗阻，便秘。

用法： 每次20毫升，日二次服。

兰尾消炎流浸羔

处方： 公英一两
双花一两
丹皮五钱
大黄五钱
川楝子三钱
赤芍四钱
桃仁三钱
生甘草三钱
木香三钱
制成流浸羔80毫升

制法： 煎汁浓缩，制成流浸膏80毫升。含醇量15—20%

为防腐剂。

功能： 清热解毒，活血凉血，理气通便。

主治： 急慢性兰尾炎。

用法： 每次20毫升，日二次服。

槐角酊

处方： 槐角三斤
黄酒四斤

制法： 用黄酒四斤浸泡槐角七天。

功能： 清热消肿，止痛，凉血止血。

主治： 痔疮。

用法： 每次50毫升，日三次服。

烧　伤　散

处方： 大黄　儿茶
轻粉　血竭
煅石羔
各等量

制法： 共研为细粉。

功能： 清热解毒，收敛止痛，杀虫（即杀菌）。

主治： 烧伤，烫伤。

用法： 用香油调后涂于患处。

訶子油

处方： 诃子四两
冰片少许
麻油适量
制成1000毫升

制法： 取麻油加热至沸，冷至110°C加诃子（粗粉）炸15分钟后，滤过，冷至80°C加少许冰片，装入无菌瓶内备用。

功能： 清热解毒。

主治： 绿脓杆菌感染。

用法： 外用。

复方紫草油

处方： 紫草10克
炒地榆10克
冰片少许
麻油100毫升

制法： 取麻油加热至沸，加入炒地榆炸10分钟，待温度降低至100°C再加紫草炸10分钟，滤过，加冰片少许摇均。

功能： 清热解毒，收敛止痛。

主治： 烧伤，烫伤。

用法： 外用。或伤口换药用。

参苓白术散

处方： 人参三两二钱
茯苓三两二钱
白术三两二钱
白扁豆二两四钱
甘草三两二钱
山药三两二钱
莲子一两六钱
桔梗一两六钱
砂仁一两六钱
薏苡仁一两六钱

制法： 共研细粉，混均。

功能： 调补脾胃。

主治：消化不良，腹泻，消瘦。

用法：每次2—3钱，日二次服。

小儿惊风散

处方： 制南星一两
珠砂五分
巴豆霜一钱
明雄五钱

制法： 共研细粉，混均。

功能： 镇惊，熄风，化痰，清热解毒。

主治： 小儿惊风。

用法： 1～2岁：每次0.1—0.3分，日二次服。日不超过0.6分。

小儿退热鎮静散

处方： 阿斯匹林一两
砆砂五分
明雄五分。

制法： 上药研细粉混均。

功能： 解热，镇静。

主治： 小儿发烧。

用法： 1岁：0.1—0.2分，日二次服。随年令增加酌情增量。但日不超过0.5分。

木贼消积散

处方： 木贼草一斤

制法： 研细面。

功能： 消谷化积。

主治： 消化不良。

用法： 小儿：每次1克，日三次服。

冰　茶　散

处方： 枯矾　儿茶

冰片等量。

制法： 共研细粉。

功能： 解毒，收敛。

主治： 宫颈糜烂。

用法： 外用。

复方益母草流浸羔

处方： 益母草一两
小蓟一两
丹参四钱

制法： 煎汁浓缩制成流浸羔100毫升。含醇量15％为防腐剂。

功能： 清热凉血，祛瘀止血，止痛。

主治： 月经过多。

用法： 每次20毫升，日二次服。

益母草注射液

处方： 益母草提取物2克　蒸馏水加至100毫升

制法： 按水醇法提取，加适量醋酸调PH4提取益母草生物碱，制成中草药注射液100毫升。每支2毫升含0.04提取物。注射液PH为5.5～6.5。

功能： 活血祛瘀，生新调经，行水。

主治： 月经不调，产后瘀血，利尿。

用法： 每次2—4毫升，日二次肌注。

小蓟注射液

处方： 小蓟500克
制成1000毫升

制法： 按水醇法加适量醋酸调PH为4提取生物碱，制成中草药注射液1000毫升。每支2毫升。

功能： 凉血止血。

主治： 妇科止血，吐血，鼻出血，尿血。

用法： 每次4毫升，日二次肌注。

加味冰硼散

处方： 人中白五钱
冰片五分
硼砂五钱
硃砂六分
元明粉五钱

制法： 上药研细粉混均。

功能： 清热解毒，开窍止痛。

主治： 口腔溃疡，咽喉肿痛。

用法： 每用少许，吹患处。

辛夷花滴鼻乳剂

处方： 辛夷油一克
阿拉伯胶0.5克
蒸馏水加至100毫升

制法： 按乳剂操作，制成100毫升。

功能： 通窍。

主治： 慢性鼻炎，付鼻窦炎。

用法： 滴鼻。

复方蒼耳子油

处方： 苍耳子四两
野菊花二钱
麻油适量
制成1000毫升

制法： 取麻油加热至沸，待温度至110°C时，加入苍耳子(压碎)、野菊花炸10分钟，滤过。

功能： 清热解毒，通窍。

主治： 急慢性鼻炎，付鼻窦炎。

用法： 点鼻。

复方蒼夷流浸羔

处方： 苍耳子三两
辛夷花三两
薄荷二两
白芷三两
藁本三两
藿香三两
防风二两
川芎二两
细辛三钱
制成流浸羔400毫升。

制法： 制成流浸羔400毫升。含醇量15%为防腐剂。

功能： 散风祛湿，通窍止痛，活血排脓。

主治： 急慢性付鼻窦炎。

用法： 每次20毫升，日二次服。

苦 黄 散

处方：苦参二两

黄柏一两

轻粉一钱

制法：共为细面，香油调匀。

功能：消炎解毒。

主治：黄水疮。

用法：外涂患处。

兰 矾 散

处方： 兰矾　枯矾
　　　　硼砂　滑石
　　　　各等量。

制法： 共为细面。

功能： 消炎解毒。

主治： 干湿脚气。

用法： 外涂患处。

明　雄　軟　羔

处方： 枯矾 200 克
雄黄 200 克
凡士林1000克

制法： 枯矾、雄黄研细过筛，加凡士林制成软羔。

功能： 解毒收敛，消肿止痛。

主治： 乳腺炎，痈肿疔毒，疥癣。

用法： 外涂。

醋 軟 散

处方： 米醋一斤
凡士林适量

制法： 取米醋加热浓缩成一两，加凡士林研磨成膏。

功能： 收敛止痒。

主治： 神经性皮炎。

用法： 外涂。

补骨脂注射液

处方：补骨脂500克制成1000毫升

制法：按醇法提取，制成中草药注射液1000毫升。每支4毫升。

功能：补肾壮阳，固精缩尿，止泻。

主治：各种皮肤病，脱发，神经衰弱。

用法：每次2—4毫升，日二次肌注。

复方地肤子注射液

处方： 防风500克
荆芥500克
地肤子500克
制成2000毫升

制法： 按水醇法提取，制成中草药注射液2000毫升。每支2毫升。

功能： 祛风除湿，解热止痒。

主治： 荨麻疹，湿疹，过敏痒疹。

用法： 每次4毫升，日二次肌注。

藁母散

处方： 藁母根2克

制法： 研成细粉。

功能： 解毒，散结，止痛。

主治： 肺癌。

用法： 每次2克，日二次温黄酒100毫升冲服。

注： 低温干燥后粉碎。

藁母注射液

处方： 藁母根50克
亚硫酸氢钠0.2克
制成100毫升注射液100毫升。每支2毫升。

制法： 按试类水醇法提取藁母中性皂甙，制成中草药注射液100毫升。每支2毫升。

功能： 解毒，散结，止痛。

主治： 肺癌。

用法： 每次2—4毫升，日二次肌注。

核桃枝注射液

处方： 核桃枝提取物1克，蒸馏水加至100毫升。

制法： 按水醇法提取制成中草药注射液100毫升。每支5毫升。

功能： 清热解毒。

主治： 各种癌症。

用法： 每次5毫升，日二次肌注。

地老鼠注射液

处方： 地老鼠10克
氯化钠0.9克
蒸馏水加至100毫升

制法： 取地老鼠加适量蒸馏水置于高压锅内110°C加热1小时，过滤，加4倍量乙醇去动物蛋白质等杂质，回收乙醇，加氯化钠及适量蒸馏水制成注射液100毫升。每支2毫升。

功能： 活血止痛，消积散结。

主治： 胃及12指肠球部溃疡。

用法： 每次2—4毫升，日二次肌注。

蟾酥注射液

处方： 蟾酥50克
氯化钠 0.9 克
制成注射液 100 毫升

制法： 按醇提取法，制成注射液 100 毫升。每支 2 毫升。

功能： 攻毒散肿，止痛开窍。

主治： 消化道肿瘤。

用法： 每次 2 毫升，日二次肌注。

白蘚皮注射液

处方： 白蘚皮 100 克制成100毫升

制法： 按水醇法提取制成中草药注射液100毫升为1号注射液。按蒸馏法提取制成中草药注射液100毫升为2号注射液。均每支2毫升。

功能： 清热燥湿。

主治： 风湿性关节炎，湿疹，痒疹，癌性胸腹水。

用法： 每次2—4毫升，日二次肌注。癌性胸腹水可胸腹腔内注射，每次10毫升，每周二次。

复方莪术注射液

处方： 核桃枝 500 克
山豆根 200 克
莪术 400 克
制成1000毫升

制法： 按水醇法提取制成中草药注射液1000毫升。每支2毫升

功能： 清热解毒，活血祛瘀，止痛。

主治： 宫颈癌，及其他肿瘤。

用法： 每次2—4毫升，日二次肌注。

复方蕈母注射液

处方： 蕈母根 500 克
山豆根1000克
核桃枝1000克
制成1000毫升

制法： 按水醇法提取，制成中草药注射液1000毫升。每支 2 毫升。

功能： 清热解毒。

主治： 肺癌，胃癌，及各种癌症。

用法： 每次 4 毫升，日二次肌注。

中草药抑菌试验结果

中草药原液		野菊花注射液	黄芩注射液	蒲公英注射液	复方黄芩注射液	复方蒲公英注射液
稀释倍数		2 4 8 50 100	2 4 8 50 100	2 4 8 50 100	2 4 8 50 100	2 4 8 50 100
結果判定	金黄色葡萄球菌	△ △ △ +++ +++	△ + ++ +++ +++	△ △ + +++ +++	△ △ △ +++ +++	△ △ △ +++ +++
	綠脓杆菌	△ △ △ +++ +++	△ △ ++ +++ +++		△ △ △ +++ +++	△ △ △ +++ +++
	肺炎杆菌	△ △ △ +++ +++			△ △ △ +++ +++	△ ++ +++ +++ +++
	大肠杆菌	△ △ ++ +++ +++	△ + +++ +++ +++	△ △ ++ +++ +++	△ △ △ +++ +++	△ + ++ ++ +++

注：△未生长細菌，高度敏感。

+生长少量細菌，中等度敏感。

++生长中等量細菌，輕度敏感。

+++生长大量細菌，抗药。

十　八　反

贝母、半夏、白芨、瓜蒌、白蔹反乌头；细辛、芍药、人参、沙参、丹参、玄参（《本草纲目》有紫参无玄参）、苦参反藜芦；大戟、芫花、甘遂、海藻反甘草。

十　九　畏

硫黄畏朴硝，水银畏砒霜，狼毒畏密陀僧，巴豆畏牵牛，丁香畏郁金，牙硝畏三棱，川乌、草乌畏犀角，人参畏五灵脂，官桂畏赤石脂。

常见疾病单方汇编

提 要

天津市卫生局、天津市红十字会领导小组编。

1969年出版。共241页，其中插页5页，目录8页，正文226页，编后说明2页。

平装铅印。

编后说明简介了本书编写缘起。为了贯彻毛主席关于“备战、备荒、为人民”的战略方针和“把医疗卫生工作的重点放到农村去”的指示，在天津市供给服务组的领导下，本着就地采药、勤俭节约的原则，编者从该市及各兄弟省市卫生部门编印的秘方、验方中选摘了一部分，并收集了本市汉沽区防治病院以粉代汤的部分验方，将之汇集成册，供郊区广大医务人员和“赤脚医生”参考使用。

本书收载了内科、外科、妇科、儿科、五官科和中毒与急救时常用的基本验方。每方包括主治、处方（组成）和服法。书中还收载了常见疾病急救法，单列一章，介绍中风、闭证、虚脱、痧气、中暑、中热的急救方法，并附有药方及服用方法。最后的“常见疾病验方选”为天津市汉沽区防治病院中药粉剂的验方，每方包括主治、处方（组成）及服法。其后附有粉剂制法。

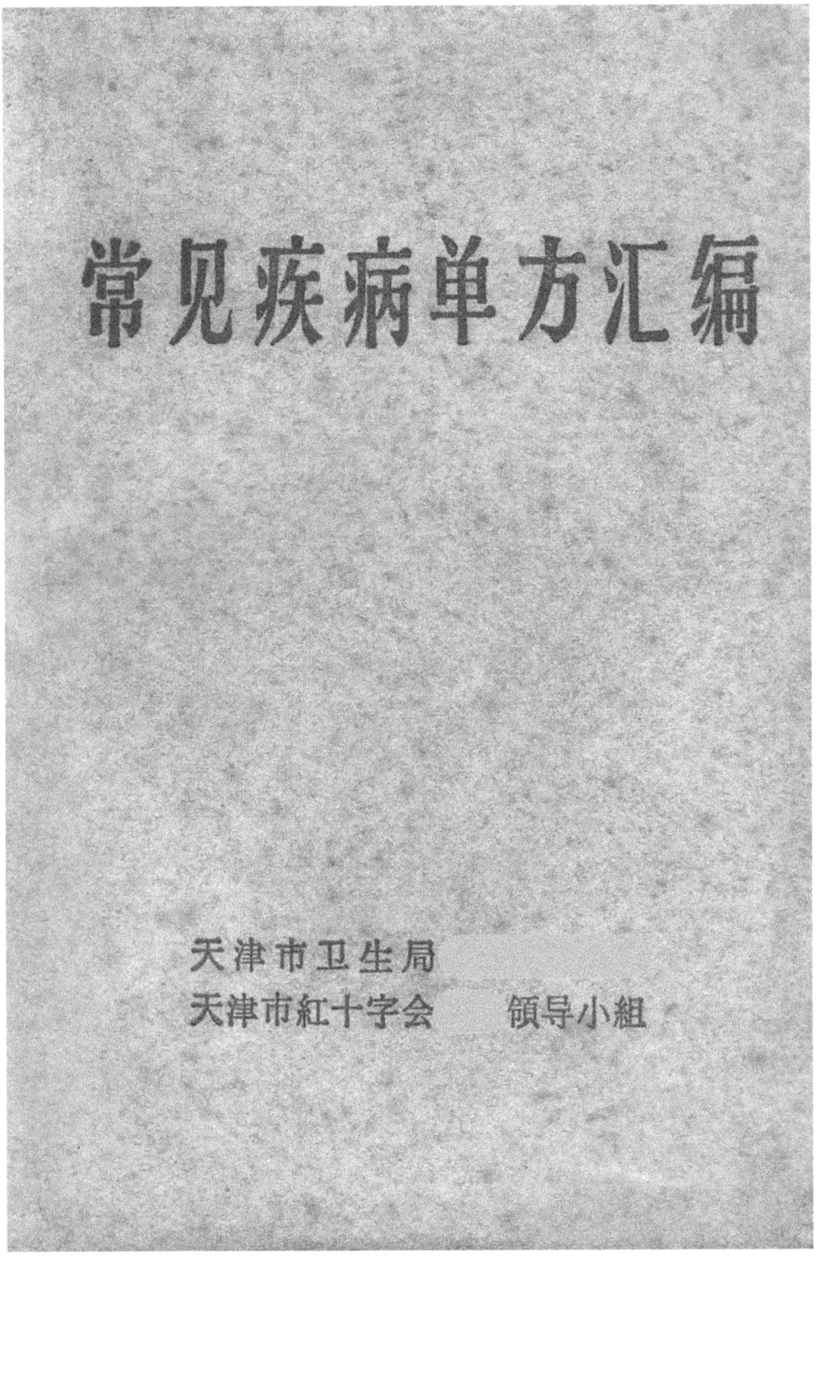

常见疾病单方汇编

天津市卫生局
天津市紅十字会　　领导小組

常見疾病单方汇編

目　　录

內 科 部 分

外科部分

妇科部分

4

儿科部分

五官科部分

中毒与急救

常見疾病急救法

常見疾病驗方选

8

內科部分

· 白页 ·

内　　科

一、伤风感冒

第　一　方

主治： 风寒感冒，怕冷，发烧，不出汗，头痛，打噴嚏，流鼻涕，鼻不通气，四肢痠痛，全身无力。

处方： 淡豆豉三錢　連須葱头五个（切碎）生姜三片

服法： 水煎乘热服下，盖被出汗。

注意： 服药出汗后避风寒，并忌吃生冷油膩食物。

第　二　方

主治： 怕冷微热，不出汗，头痛鼻塞，流清鼻涕。

处方：生姜三片 冰糖一两

服法：水煎乘热服下，盖被微出汗。

第三方

主治：发烧，微怕冷，头痛，有汗或无汗。

处方：綠豆一把 白菜根四个 冰糖（紅糖也可）一两

服法：前二味加水熬成浓汁，再加冰糖，一次服下。

第四方

主治：周身不适，汗不出。

处方：白菜头二、三个（干鲜均可，清水洗净。）高粱一小把 冰糖渣适量

服法：水煎一大碗，去渣，一次服完。

2

第五方

主治：伤风。

处方：紫苏叶三錢 鲜生姜二两 鲜葱头（即大葱白）一两

服法：水煎乘热服，加被而睡，使脚趾汗出为度。

注意：忌受风寒。

第六方

主治：风热感冒，发烧，怕风，汗少，头痛，喉嚨痛。

处方：霜桑叶三錢 西河柳三錢 生姜三片

服法：水煎乘热服下，盖被微出汗。

注意：忌油腻辛辣食物。

第七方

主治：感冒发热。

处方： 防风一錢五分 荆芥一錢五分 連翘二錢 桔梗一錢 銀花二錢 薄荷八分

服法： 水煎服。

第八方

主治： 感冒。

处方： 桔梗一錢 茅根五錢 积壳一錢 香附一錢 紫苏一錢 陈皮一錢 甘草一錢

服法： 水煎服。

第九方

主治： 感冒。

处方： 白芥子三錢 鸡蛋清二个

用法： 将白芥子研为細末，調鸡蛋清敷脚心，可退热。

第十方

主治： 流行性感冒，发烧，怕冷，头痛，身痛，流清鼻涕，互相感染发病，症状相同。

处方： 貫仲一两　薄荷三錢

服法： 上葯用水二碗，煎貫仲至一碗后，入薄荷再煎二沸取湯，分二次服。每隔四小时服一次。若病不愈，可連服数剂。

預　　防

1.隔离患者。患者咳嗽、打噴嚏时，用手絹捂着口鼻；不随地吐痰。

2.患者的食具、用具如毛巾等煮沸或用开水燙消毒。

3.不到患家串門。

4.平时注意鍛炼身体，增强身体抵抗力；住屋常开門、窗，流通空气；随着气候变化，注意增减衣服。

二、暑　　病

第　一　方

主治： 天气炎热，食凉受寒，发高烧，头痛，噁心，心煩，或突然昏倒。

处方： 白扁豆三錢　香薷三錢　川朴三錢

服法： 水煎溫服，每日三次。

第　二　方

主治： 中暑受热，心煩口渴，身困，小便黄或不通，头暈欲倒。

处方： 滑石六錢　粉甘草一錢

服法： 研为細粉，用沸水冲湯晾凉，一次服下。

6

三、痢　　疾

第　一　方

主治： 痢疾。

处方： 白蘿蔔纓（冬月摊房上，經霜雪后至春季收下，洗淨晒干备用。用量一两加生姜三錢）

服法： 水煎服，小儿减半。

第　二　方

主治： 痢疾。

处方： 馬齿莧（馬齿菜）四两（搗碎加水熬开去渣）

服法： 紅痢加二、三两白糖，白痢加二、三两紅糖，溫服。

第　三　方

主治： 痢疾。

处方： 神麯三錢　焦查一錢五分　馬齿莧二两

服法： 水煎服。

第四方

主治： 阿米巴性痢疾。

处方： 鴉蛋子(去皮)十个 川連三錢 烏梅十个

服法： 共搗成泥，糊为丸，黄豆大小，每日空心服一次，每次服十粒。

第五方

主治： 紅白痢疾。

处方： 鮮大薊（俗名刺儿菜）一大把

服法： 搗烂，紅痢加紅糖二两　白痢加白糖二两　用滚开水冲服。

第六方

主治： 紅白痢疾。

处方： 馬齿莧一两 白木槿花五錢

服法： 水浓煎，每日早晚两次服。

8

第 七 方

主治： 赤痢，大便鲜紫脓血。

处方： 白头翁三錢 白木槿花三錢

服法： 水煎服，一日三次。

第 八 方

主治： 寒湿痢疾，不想吃飯。

处方： 干姜二錢 土白朮四錢

服法： 水煎溫服，每日二次。

預 防

1.积极隔离和治疗患者，并用石灰盖粪便消毒。

2.消灭蒼蝇，搞好飲食卫生，做好水源管理和飲食器具消毒。

3.注意个人卫生，不喝生水，不吃腐烂瓜果，提倡飯前便后要洗手。

四、瘧　疾

第一方

主治： 瘧疾，发冷，发烧，有定时（一日一发，或間日一发，或三日一发）。

处方： 独头大蒜（多瓣蒜也可）一枚

服用法： 把蒜搗烂如泥，加一小撮食盐拌匀，在瘧疾发作前三小时，敷在手掌面腕关节横紋上二横指处；或剝去大蒜皮膜，加些白糖，在瘧疾发作前四小时吃下，一天吃一次，連吃三、四天。此方也可做預防服用。

第二方

主治： 瘧疾。

处方： 常山三錢　草果三錢

服法： 水煎成湯，于发作前二小时服下。

第　三　方

主治： 疟疾。

处方： 鸦蛋子仁十粒

服法： 用饅头皮包为两小丸（每丸包五粒），飯后用开水囫圇吞下，一天服三次，連服三天。如发作已控制，可将剂量减半，每次服五粒，每天服三次，再連服二天。此方亦可作預防药服用。

第　四　方

主治： 疟疾久治不癒，肋下有块。

处方： 土白朮一两　生姜一两

服法： 水煎分二次服。

預　　防

1.夏秋季疟疾流行季节防蚊叮咬。

2.清除污水及杂草,消灭蚊子孳生地。
3.积极治疗疟疾病人和带病原体者。

五、肺痨

第一方

主治： 咳嗽，痰中夹有血絲，两顴紅暈，足心发烧，骨蒸盜汗。

处方： 熟地、生地各四两 蜂蜜四两

服法： 用水五碗慢火煎取浓汁，再入蜂蜜熬成膏，每天服二次，每次服一两，慢慢唅化嚥下。

第二方

主治： 咳嗽，痰中带血，骨蒸盜汗。

处方： 白芨一两

服法： 研为細末，每日服三次，每次服一

錢，温开水送下。

第　三　方

主治： 咳嗽，痰中带血，骨蒸盗汗。

处方： 百部草根三斤

服法： 用水十六斤熬开后，继續熬十分钟，細紗布滤过取汁，再用开水八斤将葯渣再如前法煎，滤过去渣，然后同头煎汁用慢火熬成稀膏即成。每飯前用开水送下二羹匙。

預　　防

1.早期发現病人，早期隔离和治疗。

2.养成良好的卫生习慣，不随地吐痰，不对着人咳嗽，病人的痰和被痰污染的日用物品均应消毒。

3.在嬰儿时期接种卡介苗。

4.鍛练身体，增强抵抗力。

六、痺　症

第一方

主治： 关节疼痛痠困。

处方： 白茄根一两　松节一两　桑枝一两

服法： 水煎溫服，每日二次。

第二方

主治： 手足肿痛，活动困难。

处方： 白矾二錢黃豆一两花椒三錢

用法： 水煎薰洗，一日二次。

第三方

主治： 感受风寒，四肢或部分关节疼痛。

处方： 樟脑粉五錢白干酒四两

用法： 樟脑入酒内調匀搽患处，每日三次

第　四　方

主治： 受寒或遇冷水，小腿轉筋屈伸不得。

处方： 木瓜二錢　萸茱萸二錢　食盐二錢

服法： 水煎溫服，一日二次。

第　五　方

主治： 手足痲木，不能屈伸。

处方： 千年健半斤　伸筋草四两

服法： 共研細粉，每服三錢，白酒送下，每日二次。

第　六　方

主治： 关节疼痛肿大。

处方： 生蒲黄八錢　熟附子二錢

服法： 共为細粉，早晚各服一錢，溫开水送下。

七、头　痛

第一方

主治： 发烧，头痛，头晕，怕风。

处方： 陈皮二錢 白芥子二錢 菊花三錢

服法： 水煎溫服，每日二次。

第二方

主治： 头痛。

处方： 刀豆根五錢 黄酒一杯

服法： 将刀豆根用黄酒加适量的水煎服。

第三方

主治： 头痛。

处方： 白附子一錢 川芎一錢 葱白五錢(搗成泥)

用法： 将白附子、川芎共研細末，加葱白泥，摊紙上，貼头部太阳穴一小时，其痛即止。

第 四 方

主治： 头痛。

处方： 生蓖蔴仁一錢 生乳香一錢 食盐一分

用法： 共搗烂成膏，用紙摊好，貼两太阳穴，一小时揭去。

第 五 方

主治： 风热头痛。

处方： 大黄、朴硝各等分

用法： 为末，用阴暗处的泥捏成餅，貼两太阳穴。

第 六 方

主治： 头痛、偏头痛、头皮內层触之亦痛，无肿瘤，时发时止，或受凉后发作者。

处方：蓽拨五錢

用法：将蓽拨研成細末，瓶装塞紧，每次取少許嗅鼻。左痛嗅右鼻，右痛嗅左鼻，每日可用五、六次，不痛后减少次数，一月后停止。

第七方

主治：偏头痛

处方：藁本三錢 白菊花三錢 細辛五分

服法：水煎服。

第八方

主治：偏头痛

处方：枸杞根一两

服法：水煎服。

第 九 方

主治： 血虚头痛。

处方： 五味子三錢

服法： 研細末，白开水冲服。

注意： 伤风感冒头痛忌服。

第 十 方

主治： 血虚头痛。

处方： 当归、川芎各三錢

服法： 水煎溫服，一日二次。

第 十 一 方

主治： 血虚头痛，晚上痛得厉害，自觉从項后至脑上冲痛，眉稜骨也痛。

处方： 制首烏五錢 菊花二錢

服法： 水煎溫服，一日二次。

八、眩　　暈

第　一　方

主治： 头暈眼花，大便秘結。

处方： 薄荷三錢　生蜂蜜一两

服法： 先用水煎薄荷，去渣取湯，加入蜂蜜，再煎一沸，晚上溫服。

第　二　方

主治： 眩暈，大便秘結，自覺热气上冲。

处方： 大黃(酒炒)一两

服法： 把大黃研細分成三包，用清茶冲服，每次服一包，每日一次。

第　三　方

主治： 头暈目眩，視物轉动，如坐舟車。

处方： 鮮小薊(俗名刺菜苗)二斤　白糖一两

服法： 将药洗净切碎，紗布包絞取汁，拌糖服之，第一次服四两，以后可加至半斤。

注意： 忌烟酒及脂肪多的食物。

第四方

主治： 高血压，头目眩痛。

处方： 夏枯草五錢 生白芍三錢 生杜仲五錢 生黄芩二錢

服法： 先将前三味放入三茶杯水熬三十分钟，从火上拿下来，稍停再入生黄芩煎五分钟即成。每日早晚各服一次。

九、咳　嗽

第一方

主治： 新久咳嗽。

处方：川貝母三錢　茶叶一錢　冰糖五錢
服法：共为末，滚开水冲服。

第二方

主治：咳嗽吐痰。
处方：桑皮三錢　杏仁三錢
服法：水煎服。

第三方

主治：咳嗽声哑，素无痨病者。
处方：豆秸灰（不要綠豆秸）不拘多少
红糖一两　蜂蜜四两
服法：熬攪匀，随便抹食。

第四方

主治：久嗽痰喘。
处方：生白矾五分　川貝母三分
服法：共研細末兌香油二两，調匀服下

第　五　方

主治：燥咳少痰，咽喉干者。

处方：大甜梨一个 川貝母末一錢 冰糖末三錢

服法：梨去核，将貝母、冰糖末放入，封口，蒸熟，内服。

第　六　方

主治：干咳沒痰，鼻子干，喉嚨发燥。

处方：沙参五錢 川貝母一錢 百合五錢

服法：水煎溫服，每日二次。

第　七　方

主治：感受风热，咳嗽，喉嚨干燥疼痛，口渴。

处方：生姜汁、萊菔汁（生蘿卜汁）、梨汁各一盅

服法：以上各汁混合均匀，加白糖少許調

匀，一日分二次，用温开水冲服。

第八方

主治： 气虚咳嗽，时发时止。

处方： 百合一两 大枣一两

服法： 煮烂热吃，每日二次，每次服剂。

十、哮　喘

第一方

主治： 虚症哮喘，呼吸气短。

处方： 胡桃仁二两补骨脂三錢

服法： 水煎温服，每日二次。

第二方

主治： 阴虚哮喘，潮热口渴。

处方：小冬瓜(未脱花蒂的童子冬瓜)、冰糖

服法：将小冬瓜剖开，不去皮子，塡入冰糖，将冬瓜放在搪磁盆里隔水蒸，飲冬瓜水。

第 三 方

主治：气喘胸悶，吐痰不利。

处方：白芥子三錢 蘿卜子三錢 苏子二錢

服法：水煎服，每次服半小碗，一日二次。

注意：忌吃生冷食品。

第 四 方

主治：虛热气喘。

处方：桃南瓜（俗名金瓜、吊瓜）一斤 冰糖九錢 蜂蜜一两

服法：先在瓜頂上挖一孔，挖出少量瓜

瓤，将冰糖、蜜放入，再将切去之瓜頂盖上，放在大碗里連碗放入砂鍋（不能用鉄鍋）中，蒸一小时取出，一天吃一次，連吃五至七天。

第五方

主治： 感寒哮喘。

处方： 麻黄二錢 杏仁三錢 甘草一錢

服法： 水煎成湯，乘热服下，每日二次。

第六方

主治： 实症哮喘，痰多胸悶。

处方： 炒苏子三錢 葶藶子二錢 白芥子三錢

服法： 研成細粉，生姜湯送下，每次二錢，每日服二次。

第七方

主治： 腎虛咳嗽，喘不接气。

26

处方： 胡桃仁二两　白蜜一两

服法： 先将胡桃仁搗碎入蜂蜜拌匀，装磁罐内盖严，再放开水里燉熟取出，用开水冲服，每日二次。

第　八　方

主治： 阴虚肾亏，哮喘，五心煩热。

处方： 五味子四两　鸡蛋七个

服法： 先将五味子煮极烂，連葯带水倒入罐內，把鸡蛋放入封罐口泡四、五十天取出鸡蛋，每日白天生喝一个，开水送服。

注意： 忌吃生冷油腻。

預　　防

1. 戒烟，預防感冒，以免引起急性发作。

2. 加强身体鍛炼，增强体质。

3.应尽力找出犯病原因，針对原因，注意飲食起居。

4.平时应注意保暖。

十一、呕　　吐

第　一　方

主治： 呕吐。

处方： 伏龙肝（烧柴的灶心土）二两　生姜汁半匙

服法： 水煎伏龙肝用其水冲姜汁服下。

第　二　方

主治： 呕吐。

处方： 桔皮、生姜各等分

服法： 水煎服。

第 三 方

主治： 飯后吐食。恶心欲吐不得，干呕。

处方： 甘草二两　生杭芍一两

服法： 共研細末水打成丸，每次服三錢。

注意： 少食糖类。常服有效。

第 四 方

主治： 呕吐，怕冷，喜暖，便溏。

处方： 淸夏三錢　干姜二錢

服法： 水煎溫服，每日二次。

第 五 方

主治： 脾胃虛寒，呕吐不食，腹胀便稀。

处方： 鮮姜一斤　紅糖一斤

服法： 二味共搗烂攪匀，早晨空腹开水冲服，分十五次服完。

第六方

主治： 胃热呕吐，口渴，便秘。

处方： 竹茹三錢 陈皮三錢

服法： 水煎溫服，每日三次。

十二、吐血

第一方

主治： 胃出血，呕吐紫血，脘悶疼痛。

处方： 大生地一两 生大黃末五分

服法： 先煎生地去渣后，入大黃末調服，一日二次。

第二方

主治： 胃出血，大口吐者。

处方： 白茅根(茅草根)一两 生荷叶一两 側

柏叶三錢 藕节三錢 黑豆少許

服法：水煎服。

第 三 方

主治：胃出血，大口吐者。

处方：鮮蘿蔔汁、鮮藕汁各一盅

服法：調匀服下，一日二次，連續服用。

第 四 方

主治：胃出血，大口吐血，胸悶胃痛。

处方：花蕊石三錢 白芨二錢

服法：共研細粉，分两次用童便冲服。

第 五 方

主治：肺出血，咯血，吐血，胸悶煩热。

处方：百草霜（即烧柴的鍋底黑灰）三錢

服法：用水一碗半煎，留湯一碗澄清，一日分二次服下。

第 六 方

主治： 肺出血，咳嗽吐血，潮热盗汗。

处方： 生山葯一斤　白芨二两

服法： 共为細粉，每次用一两和水調为稀糊，煎熟如面湯，加入白糖調匀服下，每日二至三次。

注意： 忌辛热烟酒刺激性食物及剧烈活动。

第 七 方

主治： 內伤吐血

处方： 白芨一錢　川貝六錢

服法： 共研細面，加白糖六錢　分十包。每早晚用开水冲鸡子一个　送服

第 八 方

主治： 肺痿咳血。

处方： 蘿卜、鲫魚

服法： 煮熟食。

第 九 方

主治： 吐血。

处方： 白茅根（鲜茅草根）

服法： 搗汁日飲一小茶杯。

第 十 方

主治： 吐血。

处方： 鲜大薊（俗称刺儿菜）一斤

服法： 将大薊搗烂，用白布包好，挤出葯汁。如无鲜的用干的一两，研成細面代之，加白糖冷开水送下。

第 十 一 方

主治： 吐血。

处方： 貫仲炭五錢 血余炭（头发洗净瓦上煅成的

灰)五錢

服法： 用側柏叶（冷水泡透）搗汁濾过加水炖葯一小时后，再加黃酒一两徐徐飲下。

第十二方

主治： 吐血。

处方： 鉄树叶一斤(炒成炭，存性，研为細面)

服法： 成人每次服五分，小儿减半。先用鮮菠菜二两，布包擰汁，童子便半杯，調和葯面，临睡时送下。每晚服一次，輕者一、二付，重者三、五付可癒。

附注： 鉄树亦名凤尾蕉，北方庭园中多有

第十三方

主治： 吐血，痰喘咳嗽，失眠胸悶。

处方： 鮮梨(去核留皮)一个 鮮荷叶(春冬时干的

亦可)全张去筋 鲜茅草根(去心)一两 鲜藕(去节)一斤 柿餅(去蒂)一个 小紅枣(去核)十个

服法： 用二号海碗六碗水，煎二小时，将各葯提出存湯，代茶溫服，数日即有功效。或在每逢“立春”、“立夏”、“立秋”、“立冬”、“春分”、“秋分”、“夏至”、“冬至”农历节气前一日服之亦可。

注意： 忌食魚肉，避免房事。

十三、衄 血

第 一 方

主治： 鼻出血。

处方： 小薊（俗名刺菜苗）一两 白茅根(茅草根）五錢

服法： 水煎溫服，每日二次。

注意： 忌烟酒和辛热食物。

第 二 方

主治： 鼻出血。

处方： 鲜小薊（俗名刺菜苗）一大把

服法： 洗凈搗烂，絞取鲜汁，每日早晚各服二杯。

注意： 忌烟酒和辛热刺激性食物。

第 三 方

主治： 鼻子流血不止。

处方： 头发灰

服、用法： 把头发洗凈烧灰，研为細粉，吹入鼻中少許即止，或用童便調服一錢也可。

第 四 方

主治： 鼻子流血，时久不止，或止后反复发作。

处方：铁树叶二两

服法：水煎溫服，每日三次。

十四、胃　　病

第　一　方

主治：胃病。

处方：延胡索三錢　当归一錢　甘草一錢

服法：水煎与乳香（去油）五分研末和服。

第　二　方

主治：胃痛。

处方：高良姜三錢　醋香附三錢

服法：共为細末。寒痛倍用良姜；气痛倍用香附，均用白水送服。

第　三　方

主治：胃及十二指腸潰瘍，胃痛，消化不良，舌有厚苔，大便秘結，口腔炎，口腔粘膜小潰瘍，口中热痛，小便少，色浓。

处方： 决明子（一名馬蹄决明子，或称草决明，是一种麦粒大、褐黄色、菱形的种子，中葯店出售）

服法： 胃及十二指腸潰瘍，每日約三、四錢，煎浓湯，分三、四次服。如果同时有大便干結，二、三天排便一次者，可加重至四、五錢，煎飲其湯經常服，以愈为度；或用（决明子）炒燥，磨細粉，每日一錢，分三次服。研粉服效果大，剂量可减輕，在食后服三分即可。口腔炎等，則用其煎剂之浓湯，待凉后含嗽，每日三、五次，含数分钟，吐去，嚥下一些亦不妨。

附注： 本品有健胃整腸作用，大便习慣性秘結和消化不良者，都可用，每日剂量为四、五錢；大便正常而有消化性潰瘍的患者，每日三錢煎服，磨粉每次服二、三分，一日三次。

注意： 1.大便稀溏，下痢者禁用。

2.本品不是青箱子（青箱子是极細的种子，亦名草决明），也不是石决明（石决明是一种貝壳），切勿搞错。

第四方

主治： 胃痛，吐酸水。

处方： 鸡蛋壳。

服法： 研細末，内服，每日三、四錢。

第五方

主治： 胃痛发脹，吐酸水，或呕吐苦水。

处方： 枯明矾四錢 烏賊骨一两

服法： 共研細粉，用蜂蜜調服，每次服一錢，一日二至三次。

第六方

主治： 气滞胃痛，生气则发作。

处方： 青皮、烏葯各一两半

服法： 共研細粉，每次服錢半，溫开水送下。

第七方

主治： 气滞胃痛，生气则发作。

处方： 香附三錢 苏叶錢半 枳壳二錢

服法： 水煎溫服，一日二次。

第八方

主治： 肝气郁結，胃脘及肋下刺痛。

处方： 川栋子三錢 元胡索三錢

服法： 用水及酒煎服，一日二次。

第 九 方

主治： 肝气郁結，胃脘及肋下刺痛。

处方： 浙貝母四錢 烏贼骨四錢

服法： 共研細粉，每飯前服一錢，溫开水送下，連續服五至十天为一疗程。

第 十 方

主治： 胃痛，烧心。

处方： 瓜蔞皮四錢 黃芩一錢

服法： 水煎溫服，一日二次。

第 十 一 方

主治： 胃痛打呃，吐出食物有酸腐味，胸腹胀满，进食則痛甚，泻后則痛减。

处方： 鸡內金（俗名鸡肶子）一錢 桔皮錢半

服法： 共研細粉，分为两包，用白糖水每次送服一包，一日二次。

41

第十二方

主治： 胃痛，腹泻，噁心想呕吐。

处方： 葱头（大葱白）四两　生姜二两

服法： 捣烂炒热，用布包好两包，乘热交替热敷胃部。

十五、胸胁痛

第一方

主治： 两胁胀痛，牵引下腹。

处方： 炒茴香一两　炒枳壳五錢

服法： 共研細粉，每次服二錢，淡盐湯送下，一日二次。

第二方

主治： 胸胁胀痛。

处方： 全瓜蔞(連皮切碎)一个　紅花三錢

服法： 水煎溫服，一日二次。

十六、腹痛、腹泻

第一方

主治： 腹滿痛，小腹痛，一切寒痛，积聚痞块痛，驟然受凉痛，寒疝痛，阴寒痛。

处方： 白胡椒二两 明矾二錢半

服法： 共研細末，以炒白面、生姜汁調匀为丸，黃豆粒大，每次十至三十粒，四、五小时服一次，輕者減量，重者加量，痛止即停。

注意： 忌一切寒凉生冷硬食物。

第二方

主治： 諸种腹痛（蛔虫痛、食积痛、月經痛等）。

处方： 生香附末四錢　皂荚(两个打碎)　食盐三两

用法： 将上葯放铁鍋內炒热，出香味后，加米醋一两略拌炒，乘热，布包敷痛处，緩緩熨之。葯包冷可再炒热，另加醋四两继續熨用。

第三方

主治： 因食魚蟹引起的急性胃腸炎。

处方： 紫苏叶三錢五分　生姜三錢　甘草一錢半

服法： 水煎服，一日三次。

第四方

主治： 暑热泻肚。

处方： 藿香三錢　香薷三錢　土白朮三錢　白扁豆四錢　泽泻五錢　木通三錢　砂仁三錢

服法： 水煎服。

第 五 方

主治： 水泻。

处方： 炒白朮三錢 車前子（俗名牛舌棵子）五錢（布包）

服法： 水煎服。

第 六 方

主治： 寒泻，大便清水。

处方： 白朮三錢 干姜一錢

服法： 水煎溫服，每日二次。

注意： 忌食生冷。

第 七 方

主治： 寒泻，大便清水。

处方： 老艾叶一把 炒米三錢 紅糖三錢

服法： 水煎溫服，一日二次。

注意： 忌食生冷。

第八方

主治： 鸡鳴泻，每晨天亮，腹痛泄泻。

处方： 五味子二两 吳茱萸五錢

服法： 上两味共同炒香，再研成細粉，每次服一至二錢，用陈皮一錢 煎水送葯，一日二次。

十七、腸寄生虫病

第一方

主治： 小儿蛔虫病。

处方： 使君子二两 天南星(制)一两 檳榔一两

服法： 共为細面，水泛为丸，一岁小儿每服二分。

第二方

主治： 小儿蛔虫病。

处方： 使君子仁三錢（炒香）

服法： 用鸡子調匀煎食。

第 三 方

主治： 蛔虫病。

处方： 韮菜根一把 鸡蛋一个

服法： 以韮菜根汁調蒸鸡蛋羹，每日空腹吃一个。

第 四 方

主治： 小儿蛔虫、緣虫病。

处方： 石榴皮三錢 南瓜仁五錢 烏梅三个

服法： 煎湯每日服两次。

第 五 方

主治： 緣虫病。

处方： 百部根三錢

服法： 研为細粉，每次服一錢，每日早晨空腹用开水冲服一次，連服三天，停三天再服。

第 六 方

主治： 小儿蟯虫病。

处方： 雄黃、枯矾各等分

用法： 共为細末，晚上睡前抹在肛門上。三、四次即瘉。

第 七 方

主治： 小儿蟯虫病。

处方： 葱叶內汁

用法： 以棉球蘸汁塞入肛門內。

第 八 方

主治： 小儿蟯虫病。

处方： 苦酒（即好醋）

用法： 用棉花制成如指头大的棉球，每晚睡前或午后蘸醋塞入肛門一寸深，連續用，可以根治。棉球不能在醋內泡，只能蘸一点，醋多了刺激肛門痛。

第 九 方

主治： 小儿蟯虫病。

处方： 煤油

用法： 用棉球蘸煤油，每晚临睡前塞入肛門一寸深处，連續用一周，效果較好。

預 防

1.不喝生水，吃瓜果、蔬菜时要洗净。

2.培养孩子卫生习慣，飯前便后洗手，不含手指。

3.不随地大便。实行粪便无害化处

理。

4.內衣、被褥勤洗晒。

5.同屋居住的患者同时治疗，避免再感染。

十八、便　　秘

第　一　方

主治： 寒性便秘，腹中断續作痛。

处方： 老生姜一块

用法： 把姜削成手指一样，长一寸多，用紙包好放火灰內煨热，去紙，涂上麻油送入肛門深处。

第　二　方

主治： 寒性便秘，腹中断續作痛。

处方： 炒苏子一两　麻仁五錢

服法： 水浸，研汁，和大米煮粥吃。

第 三 方

主治： 寒性便秘，腹中断續作痛。

处方： 吳茱萸一錢 当归四錢 枳壳二錢

服法： 水煎溫服，每日二次。

第 四 方

主治： 寒性便秘，腹中断續作痛。

处方： 半夏三錢 硫黄一錢

服法： 共为細粉，每次服一錢，每日二次。（此方对老年人及体虛人的虛寒便秘也有效）。

第 五 方

主治： 热性便秘，身烧，腹胀，口臭苦。

处方： 黑芝蔴二两 大黃二两

服法： 共研細末，每服三錢，开水送下，每日二次。

第六方

主治： 虚热性便秘，胸腹胀满，嗳气。

处方： 胖大海二至三粒

服法： 研为細粉，一天服二至三次，开水送下。

第七方

主治： 腸液枯少，大便干結不下。

处方： 蜂蜜二两 香油一两

服法： 用开水将蜂蜜香油冲調溫服，一日一次，連服三天。

第八方

主治： 虛性便秘，老年体弱，久病，产后津少不能潤腸，大便秘結。

处方： 蜂蜜一湯匙

服法： 每天早晨空腹时用溫开水調服。

十九、便　　血

第　一　方

主治： 大便下血。

处方： 当归身一两　荆芥穗炭三錢

服法： 水煎服，每日两次，每次服一茶碗，止后，再用上两味葯分量加倍研細末，炼蜜为丸，每丸三錢重，每日早晚各服一丸，白水送下。

注意： 孕妇忌服。服葯禁食鲫魚及辛辣食物。

第　二　方

主治： 便血。

处方： 槐花炭四两　側栢炭四两　荆芥炭二两　炒枳壳二两

服法： 共为細末，糯米(江米)湯送下，每日三次，成人每次三錢，老弱者每次二錢，六周岁以下每次一錢，三周岁以下每次五分。

第　三　方

主治： 便血。

处方： 椿根白皮六两　冰糖四两

服法： 水四碗煎至两碗，分二次服。

第　四　方

主治： 便血。

处方： 高粱花三两

服法： 焙干研細末，每次三錢，黄酒調服。

第　五　方

主治： 便血。

处方：（1）絲瓜藤三两（以露天过冬者为佳）

（2）金銀花三錢　生白芍一錢五分

生甘草八分　灶心土一块

服法：将絲瓜藤放瓦上炙成灰存性，研細末，拌蜂蜜。用第二方煎湯送服絲瓜藤末約二錢。

第六方

主治：便血。

处方：猬皮一两（煅灰）　头发灰五錢

服法：共为細末，每日早晚各服一次，每次二錢，白开水加紅糖冲服。

二十、尿血

第一方

主治：气虛腎亏尿血，腰背痠困无力。

处方：黄芪三錢 党参三錢
服法：水煎溫服，每日二次。

第二方

主治：尿血，尿道刺疼。
处方：車前草(俗名牛舌棵)三錢 旱蓮草三錢
服法：水煎溫服，每日二次。

第三方

主治：尿血，尿道刺疼。
处方：牛膝三錢 郁金二錢
服法：水煎溫服，每日二次。

第四方

主治：一切尿血。
处方：白茅根(茅草根)四两
服法：水煎溫服，一日三、四次。
注意：忌辛辣燥热食物。

二十一、遗　尿

第　一　方

主治： 老年人气虚肾亏，提不住尿，小便不禁。

处方： 桑螵蛸二两　益智仁五錢

服法： 共研細粉，面糊为丸如黄豆粒大，临睡前服二十至三十丸。

第　二　方

主治： 老年人气虚肾亏，提不住尿，小便不禁。

处方： 益智仁一两　烏葯一两

服法： 水煎溫服，一日二次。

二十二、小便不通

第一方

主治： 小便不通。

处方： 无花果（生用）三錢

服法： 水煎服。

第二方

主治： 小便不通。

处方： 蝼蛄虫两个

服法： 用新瓦焙焦，趁热研碎，黄酒冲服。

第三方

主治： 小便不通。

处方： 大葱四、五两

用法： 切碎在鍋內炒热，用稀布包敷脐上。

第 四 方

主治： 小便不通。

处方： 大蒜一头

用法： 剥去皮捣烂，敷脐上。

第 五 方

主治： 小便不通。

处方： 生姜一片 艾叶一至二錢（搓成艾絨）

用法： 先将姜片放于脐下丹田穴（脐下三寸处）上，再放一团艾絨燃着，燃尽即换。

第 六 方

主治： 小便不通。

处方： 蟋蟀七个

服法： 用瓦焙黄研面一次服下。

二十三、疝　气

第一方

主治： 阴囊冰冷，坚硬，睾丸疼痛，阴茎不能举起。

处方： 桃仁三錢　小茴香三錢　黄酒四两

服法： 前二药研細粉，每服二錢，用黄酒送下，每日二次。

第二方

主治： 阴囊冰冷，坚硬，睾丸疼痛，阴茎不能举起。

处方： 小茴香一两

用法： 研为細粉，每服一錢，淡盐湯送下，每日早晚二次。

第三方

主治： 肚子和睾丸互相掣痛。

处方： 車前子（俗名牛舌棵的子）三錢

服法： 在瓦上焙焦研粉，用黄酒冲服，盖被出汗，每日一次，連服三日。

第四方

主治： 小肚子攻冲疼痛，或睾丸隐隐作痛。

处方： 芦巴子一两 小茴香五錢

服法： 共研細粉，每服二錢，淡盐湯送下，每日早晚各服一次。

62

外科部分

·白页·

外　　科

一、无名肿毒及痈疽疮瘍

第　一　方

主治： 疮肿初起。

处方： 鲜馬齿莧（馬齿菜）不拘量

用法： 洗淨搗烂如泥貼疮上，每日二次。

第　二　方

主治： 疮肿初起。

处方： 鸡蛋淸、綠豆各适量

用法： 将綠豆磨成細粉，用鸡蛋淸調成稠膏，貼疮上，每日三次。

第三方

主治： 疮肿初起。

处方： 赤小豆、鸡蛋清各适量

用法： 将赤小豆磨成細粉，用鸡蛋清調成稠膏，貼疮上，每日二次。葯膏干成硬痂，可用溫开水慢慢洗去，再另换貼。

第四方

主治： 疮肿初起。

处方： 五倍子一两 冰片少量

用法： 共研細粉，米醋調成稠膏，貼患处，每日二次。

第五方

主治： 疮肿初起。

处方： 鮮金銀花四两 野菊花一两 鮮蒲公英

（俗名老苦麻）四两 紫花地丁（地丁俗名磨古丁）四两

服法：水煎溫服。每日二次。

第 六 方

主治：疮肿初起和破后。

处方：鲜芙蓉叶（根皮或花）

用法：同蜂蜜或鸡蛋清共搗成膏，貼疮上，留出疮头，干了就换。

第 七 方

主治：疮肿初起和破后。

处方：雄黄二錢 明矾二錢 鮮野菊花根四两

用法：先将雄黄、明矾研細粉，将菊花根搗烂取汁調匀搽疮上，每日二至三次。

第 八 方

主治：痈毒已化脓，但还沒有破。

处方：金銀花五錢 連翘五錢 炙皂刺三錢 炙
山甲三錢

服法：水煎溫服。

注意：疮潰脓出时，勿再服。

二、跌打損伤

第一方

主治：跌打損伤后不省人事，牙关不开，
手足冰冷。

处方：黃酒二盅 童便二盅

服法：共同煎开，趁热一次灌服。

第二方

主治：跌打損伤，有破伤。

处方：白芷二两 天花粉一两 赤芍五錢

服用法：共为細粉，內服每次一錢，开水
送下，每日二次。伤口用毛巾

66

热敷后再用药粉揉敷伤口，每日二次。

第 三 方

主治： 跌伤后肿胀。

处方： 生山栀一两 姜黄五錢 黄柏四錢 生大黄四錢 紅花一錢

用法： 共为細粉，用食油調成稠糊，貼肿处，五日换一次，二至三次可好。

第 四 方

主治： 跌伤后肿胀。

处方： 紅糖一两 面粉二两 葱白三棵

用法： 将葱白搗烂放火中烘軟，再共搗如泥，貼肿处，用淨布包扎。

三、金刃創伤

第一方

主治： 創伤出血。

处方： 韮菜（連根）四两 生石灰二两

用法： 共搗如泥，晒干为末，敷伤口。

第二方

主治： 刀伤出血。

处方： 霜南瓜叶

用法： 晒干为細末，撒患处。

第三方

主治： 刀伤出血。

处方： 車前草（俗名牛舌棵）

用法： 洗凈晒干，研末，敷患处。

第　四　方

主治： 刀伤出血。

处方： 猪苦胆、石灰

用法： 猪苦胆內装入石灰，阴干后碾成細面，撒在伤处。

第　五　方

主治： 刀伤出血。

处方： 新石灰面一斤　大黄六錢

用法： 上葯用銅鍋炒成桃花色，去大黄，用时厚撒伤处。

第　六　方

主治： 受伤出血不止。

处方： 新鮮絲瓜叶

用法： 晒干研成細粉，用葯粉按貼伤口。

第七方

主治：受伤出血不止。

处方：馬勃三个

用法：打破放砂鍋內炒干，研成細粉，按贴伤口，用白布包扎。

四、湿疹

第一方

主治：身上起小紅疹，疹頂有小泡，痒得厉害，日久就烂流黃水，結痂，連成片。

处方：黃柏一两

用法：将黃柏研成細粉，每日撒敷疮面三次。如果不流水，可用食油調敷

第二方

主治：身上起小紅疹，疹頂有小泡，痒得

厉害，日久就烂流黄水，結痂，連成片。

处方： 鲜土豆或紅薯

用法： 去皮榨汁，每日搽二、三次。

第 三 方

主治： 湿疹。

处方： 松香五錢 白矾五錢

用法： 研成粉，食油調匀，每日搽二次。

第 四 方

主治： 湿疹。

处方： 河边柳树叶子

用法： 先将患处拭干凈，用柳树叶搓搽后，可能有点肿，不久就可消退。

第 五 方

主治： 湿疹。

处方： 土茯苓、薏苡仁各一两

服法： 用水熬三、五沸，晾温喝下，每日二次。

五、癣

第一方

主治： 头上干癣发痒，脱白屑。

处方： 雄黄三錢 硫黄三錢 大枫子五錢

用法： 分别研为細粉合匀，用凡士林四两，調成葯膏，把头发剃光，肥皂水洗凈疮痂拭干，搽上葯膏，用油紙紗布包好，每日一次。

第二方

主治： 头面上癣，起水泡結痂。

处方： 川紅花五錢 碱面一两

72

用法： 共捣研細粉，用水調成稠糊，放一夜，每日搽三次。

第　三　方

主治： 身上皮肤增厚干燥，好象牛皮，痒的厉害。

处方： 大蒜一两　生韮菜一两

用法： 将二味捣烂，用力搽，每日四次。

第　四　方

主治： 身上皮肤增厚干燥，好象牛皮，痒的厉害。

处方： 川槿皮四两　醋半斤

用法： 研成細粉，泡醋內三日后調成膏，每日搽二次。

第　五　方

主治： 身上皮肤增厚干燥，好象牛皮，痒的厉害。

处方： 紫荆皮二两

用法： 研为細粉，好醋調成稠膏，每日搽三次。

第六方

主治： 身上皮肤增厚干燥，好象牛皮，痒的厉害。

处方： 細谷糠（烧焦存性）

用法： 研为細粉，食油調膏，每日搽四次。

第七方

主治： 身上皮肤增厚干燥，好象牛皮，痒的厉害。

处方： 猪胆汁一个 明雄黄三錢

用法： 将雄黄研为細粉，用猪胆汁調成糊，每日搽三次。

第 八 方

主治：各种顽癣，奇痒、起白皮。

处方：皂角刺半斤　好陈醋一碗

用法：先把皂角刺放在醋里浸泡三天，然后熬二十分钟，取出皂角刺（不用醋），晾干，研細粉，用食油調涂患处，每日一次。

六、秃　　疮

第 一 方

主治：头上生白厚疮痂，痒的厉害，由小而大成片，脱头发。

处方：猪胆汁一个　雄黄三錢

用法：将雄黄研成粉，用猪胆汁調成糊，放磁盒內。先剪凈头发，用溫淡盐开水洗凈疮痂拭干，将葯膏搽上，早晚各一次，搽好为止。

第 二 方

主治： 头上生白厚疮痂，痒的厉害，由小而大成片，脱头发。

处方： 烏賊骨一两 松香一两 大葱叶

用法： 将烏賊骨研成粉装入大葱叶內，两端用綫紮紧放在火灰內煨干，与松香研成細粉，用食油調成稠葯膏，剪凈头发，用淡盐溫开水洗凈疮痂拭干，搽上葯膏，每日二次，疮好后用生姜搽疮疤，就可以生发。

第 三 方

主治： 秃疮起白皮，腐烂，有臭味。

处方： 凤凰壳（即孵过小鸡蜕下的蛋壳）、花椒各三两

用法： 先把凤凰壳用土炒焦与花椒共研細粉，用生猪油調涂患处，每日一次。

七、痄　腮（又名腮腺炎）

第　一　方

主治： 痄腮，单侧或双侧腮部紅肿疼痛，张口困难。

处方： 青黛一錢

用法： 冷水調，用鸡毛蘸扫患处。

第　二　方

主治： 痄腮。

处方： 板兰根三至四錢

服法： 煎湯服。

第　三　方

主治： 痄腮。

处方： 浮萍三两　大葱白三根

服法： 将浮萍研为细末，葱白熬水冲服。

注意： 孕妇忌服。

第　四　方

主治： 痄腮。

处方： 大黄五錢　雄黄一錢

用法： 共研細末，好醋調抹患处。

第　五　方

主治： 痄腮。

处方： 白矾一錢　明雄黄一錢

用法： 研为細粉，用鸡蛋清調成糊状，涂敷患部，每日三次，以愈为止。

第　六　方

主治： 痄腮。

处方： 赤小豆

用法： 搗研細粉，用鸡蛋清調成稠糊，涂敷患处，每日二次，以愈为止。

注意： 涂葯干燥后用溫水浸湿洗淨再敷，不要干葯硬揭，免伤皮肤。

第 七 方

主治： 痄腮。

处方： 活蚯蚓十条 白糖二两

用法： 把蚯蚓洗淨放碗內，撒上白糖，盖严碗口，半日蚯蚓就化成水，用水每日涂搽四至五次。

預 防

1.防止患者的病传給别人。患者咳嗽、打噴嚏时用手絹捂着口鼻；患者使用的食具、用具如毛巾等煮沸消毒。隔离至腮肿消失为止。

2.不要带健康小孩到病家串門。

八、黄水疮

第一方

主治： 黄水疮。

处方： 枯矾五錢 輕粉三錢 煅石羔五錢 銅綠一錢 川柏錢半 青黛五分

用法： 共为細末，食油調抹患处。

第二方

主治： 黄水疮。

处方： 槐树枝烧灰

用法： 研細面，食油調敷。

第三方

主治： 黄水疮（适用于痒甚者）。

处方： 猪胆一个 明矾一两

用法： 将明矾研面，装在猪胆内晒干，将矾取出研細加少許冰片敷之，一日换二次，忌手抓患处。

第 四 方

主治： 黄水疮。

处方： 黄瓜秧

用法： 黄瓜秧留藤去叶，待干后烧灰研細面，用油調和摊布上敷患处，一日换一次。

第 五 方

主治： 头面、脖子上出水泡，脓疮，流黄水发痒，結黄痂。

处方： 鴉蛋子仁五分炒焦 黄連素片三片

用法： 共研細粉，食油調搽，每日二次。

九、瘰　癧（淋巴腺結核）

第　一　方

主治： 瘰癧。

处方： 猪胆一个　醋四两

用法： 放砂勺內熬成膏，貼在患处。

第　二　方

主治： 瘰癧。

处方： 雄黄、枯矾各等分

用法： 共为細末，清茶調敷，重者多敷，輕者少敷。

第　三　方

主治： 瘰癧。

处方： 烟叶一斤　牛苦胆一个

用法： 将烟叶用淨水泡三天，取出烟叶，用烟水加上牛苦胆，用銅鍋加細火熬成粘液汁，摊紙上貼患处。

第 四 方

主治： 瘰癧。

处方： 夏枯草一两

服法： 水沏，代茶常飲，半年后可消失。

第 五 方

主治： 瘰癧。

处方： 夏枯草二两　昆布五錢

服法： 共为末蜜丸，每付三錢，每天飯后服。

注意： 忌食辛辣食物。

第 六 方

主治： 瘰癧。

处方： 夏枯草六錢　元参三錢　貝母四錢

牡力 一两

服法：水煎服。

第七方

主治：瘰癧。

处方：楊树芝（即楊树掉下的芒，状如毛毛虫）三至五斤 冰片五分

用法：将楊树芝洗凈，用銅鍋熬水，把水熬成紅色，过濾去渣，将紅水再放到銅鍋內，用急火熬，随时攪动，熬成泥状后，改用慢火熬成浆糊状，加入冰片攪匀，盛入容器內。按患处大小，外用有浆性的布剪好，再把膏摊布上貼患处。过三、四天如发痒，可用热毛巾敷两次，即止痒。每貼葯可貼十天左右，用热水洗患处，再换新膏。

注意：用葯期間及愈后一个月內避免性

交，一百日內忌吃驴肉、姜、江豆。

第　八　方

主治： 瘰癧。

处方： 鸡蛋一个　全蝎一个（研粉）

用法： 将鸡蛋开一个小口，装入全蝎粉蒸熟，每日分三次服。連續服用。

第　九　方

主治： 瘰癧。

处方： 壁虎（俗名蝎虎）、鸡蛋

服法： 每个鸡蛋开个小口装入一个壁虎。用湿紙将小口封严，把鸡蛋放灰火內烧熟，去掉壁虎，光吃鸡蛋，每日一个，吃好为止。

第　十　方

主治： 瘰癧。

处方： 蚯蚓六条（焙干） 雄黄一錢 鸡蛋一个

服法： 把蚯蚓、雄黄研細拌匀，在鸡蛋上打开一个小洞，放入葯粉，用紙糊住蛋孔，然后蒸熟，早晚分两次吃下，連服二十天。

第十一方

主治： 瘰癧已潰。

处方： 蜈蚣一条 鸡蛋一个

用法： 以鸡蛋打一个洞，将蜈蚣装入蛋內，煮熟后煎油外涂。

十、丹毒

第一方

主治： 发烧，渾身起紅斑，由小变大，連成片，来回走串。

处方： 肥生猪肉一两 馬齿莧(馬齿菜)一两牛

用法： 搗成膏，先将紅斑用針挑破出血，貼上葯膏，每日換三、四次。

第　二　方

主治： 发燒，渾身起紅斑，由小变大，連成片，来回走串。

处方： 活蚯蚓六条（洗净）　白糖一两半

用法： 将蚯蚓与白糖共同搗烂如糊状，敷患处。

第　三　方

主治： 发燒，渾身起紅斑，由小变大，連成片，来回走串。

处方： 木瓜

用法： 加醋磨浓汁，搽患处。

第　四　方

主治： 发燒，渾身起紅斑，由小变大，連成片，来回走串。

处方： 猪苦胆一个 六一散三錢

用法： 二味調成糊状，外敷，保持湿度，勿令干燥。

十一、蕁 痲 疹

第 一 方

主治： 蕁痲疹。

处方： 蝉退三錢 姜蚕三錢 川軍三錢 姜黄二錢 防风三錢

服法： 水煎服。

注意： 孕妇忌服。

第 二 方

主治： 蕁痲疹。

处方： 苦参三錢 白芷二錢 枯矾一錢 川椒一錢

用法： 水煎薰洗。

第 三 方

主治： 蕁麻疹。

处方： 芥穗炭五錢 枯矾三錢

用法： 共研細末，紗布包好，擦全身。擦时先服发汗葯后再擦葯，使葯面透入腠理。

十二、冻 疮

第 一 方

主治： 冻疮紅肿未破。

处方： 鴿子粪

用法： 在鴿子窝內将鴿子粪連土带草取出，用盆煎数沸，先薰、后洗，以局部发紅为止。一剂可連續用三天。

第　二　方

主治：冻疮。

处方：冬瓜皮

用法：水煎洗。

第　三　方

主治：冻疮。

处方：枯茄茎（即干茄子秧）

用法：熬水洗。

第　四　方

主治：冻疮。

处方：山楂二两

用法：烧熟捣烂，敷患处。

第　五　方

主治：冻疮肿胀或已溃破。

处方：干辣椒四个

用法：冻疮未破者用水煎湯薰洗，已破者用食油二两熬辣椒成膏，每日搽三次。

第　六　方

主治：冻疮已烂。

处方：蚬壳或蚌壳（烧枯）

用法：研成細粉，撒潰烂的地方，每日三次。

十三、烫　伤

第　一　方

主治：燙伤。

处方：葵花

用法：秋季采取葵花，用食油浸泡，涂患处可止痛消炎。

第二方

主治： 烫伤。

处方： 石灰半斤 食油二两

用法： 先将石灰用水三斤化开，木棍搅混，然后澄清，取上清水，去石灰渣不用，再将食油加入石灰清水中，以竹筷子打搅即成稀糊，涂患处。

第三方

主治： 烫伤。

处方： 豆付一块 白糖一撮

用法： 拌匀敷患处，豆付干了再换。如烫伤溃烂，再加大黄末一錢拌匀敷之。

第四方

主治： 烫伤。

处方：生大黄五錢 川柏五錢 当归五錢酒炒

用法：上葯共研細面，食油調敷患处。

第 五 方

主治：燙伤。

处方：猪骨头烧成灰

用法：研細末，食油調敷。

第 六 方

主治：燙伤。

处方：玉簪花、食油

用法：泡数天敷患处。

第 七 方

主治：燙伤。

处方：槐花（炒焦）

用法：研細面，食油調敷患处。

第八方

主治： 烫伤。

处方： 苦参适量

用法： 研面，食油调涂患处。

第九方

主治： 烫伤。

处方： 南瓜

用法： 将南瓜置罈中封好，俟其自然腐烂化水（越陈越好）涂患处。

第十方

主治： 烫伤。

处方： 桔皮

用法： 将桔皮放瓷罐内使其腐烂发酵后（数月即可）使用。

十四、疥　疮

第　一　方

主治： 手指縫起小脓疮疹，慢慢引到全身，痒的厉害，搔破流水。

处方： 硫黄四两　陈醋半斤

用法： 将硫黄放砂鍋內慢火烧化，倒入醋內泡一天，取出硫黄研末，用食油調成葯膏外搽，边搽边烤。

第　二　方

主治： 手指縫起小脓疮疹，慢慢引到全身，痒的厉害，搔破流水。

处方： 胡桃仁一两　大枫子仁四錢

用法： 共为細末，每天搽三次，搽好为止。

第三方

主治： 手指縫起小脓疮疹，慢慢引到全身，痒的厉害，搔破流水。

处方： 硫黄五錢 雄黃五錢 樟脑一錢 麻油适量

用法： 先将硫黄、雄黃研細，再和樟脑研匀，用麻油調成药膏，每日搽二次。

第四方

主治： 干湿疥疮痒痛。

处方： 川椒、枯矾、雄黃各等量

用法： 先把药都研細拌匀，然后用花椒水洗凈疮面，干疥用猪油調成药膏涂抹患处；湿疥就把药粉撒在患处，再在火上烤之，每日一次。

96

十五、乳　疮

第　一　方

主治： 乳房肿痛內有硬核。

处方： 全瓜蔞三錢

服法： 焙焦研末，黄酒送下，盖被取微汗，一日一次，三日全消。

第　二　方

主治： 乳腺炎初起。

处方： 蒲公英（俗名老苦麻）三两　荆芥三錢　乳香一錢半　羌活錢半

服法： 水煎服。

第　三　方

主治： 乳腺炎。

处方： 蒲公英（俗名老苦蔴）、小青皮、牛蒡子、广郁金、葫芦巴各二錢

服法： 水煎服。

第 四 方

主治： 乳腺炎。

处方： 鲜蒲公英（俗名老苦蔴）一把

服用法： 蒲公英搗烂，冲黄酒服之，渣敷乳上，略睡片时，敷数次即愈。

第 五 方

主治： 乳腺炎。

处方： 蟹壳

服法： 用砂鍋焙干研末，黄酒送下，每服一錢，日服三次，連續服用，以好为度。

第 六 方

主治： 乳痈未破。

处方：黄花菜根不拘多少。

用法：捣烂成泥敷患处。

第 七 方

主治：乳痈初起。

处方：生侧柏叶一两 蜂蜜二两

用法：共捣如泥，貼患处，每日换两次。

第 八 方

主治：乳房紅肿，疼痛，发烧怕冷，头痛煩渴。

处方：全瓜蔞一两 蒲公英(俗名老苦龐)一两

服法：水煎溫服，每日三次。

第 九 方

主治：乳房紅肿，疼痛，发烧怕冷，头痛煩渴。

处方：新鲜大葱四两

用法： 洗凈搗烂，加凉开水少量取汁，滲湿紗布貼乳房，另用热毛巾敷在紗布上，一日二、三次。

第十方

主治： 乳房紅肿，疼痛，发烧怕冷，头痛煩渴。

处方： 大葱（带須）十余根 黃酒四两

服用法： 把葱根搗烂如泥，用黄酒熬葱泥二、三沸后，溫服黃酒，把葱泥敷在患处，并盖被出些汗。

十六、臁疮

第一方

主治： 小腿潰烂痛痒，长时間不好，疮色紫黑，常常流水，气味很臭。

处方： 大黄五錢 甘草粉一錢

用法： 研成极細粉，先用溫淡盐开水洗净疮面，拭干，撒上葯粉，再用豆腐皮盖上，紗布包扎。长出新肉时，不用葯粉，只换豆腐皮，一日一次。

第 二 方

主治： 小腿潰烂痛痒，长时間不好，疮色紫黑，常常流水，气味很臭。

处方： 新鮮豆腐渣

用法： 将豆腐渣放在鍋中溫热（不要太热，以免燙伤），貼到疮面上一薄层，一天一换。

第 三 方

主治： 臁疮发痒，伤口不长。

处方： 大白楊树当年枝上长出的新叶

用法： 洗净手，用手将楊树叶拍打几十次使軟后，以叶的背面貼疮上，每日换貼一次。

第四方

主治： 臁疮腿流水多。

处方： 百草霜（即烧柴的鍋底黑灰）（研細粉） 白蘿蔔（蒸熟）

用法： 先将疮面用花椒煎水洗凈拭干，再将百草霜粉干撒疮面，用蒸熟的白蘿蔔切片盖上，凈布包扎，每日换一次。

第五方

主治： 臁疮发烧疼痛。

处方： 鮮楊树叶二两 鮮桃树叶二两 鮮柳树叶二两 鮮槐树叶二两

用法： 洗凈晾干共搗成泥，攤布上，貼伤口，每日一换。

十七、痔　漏

第　一　方

主治： 多年痔疮。

处方： 槐角

用法： 慢火煅黄研末，黄酒調擦。

第　二　方

主治： 痔瘻。

处方： 黄芩一两　槐花一两

用法： 煎水薰洗。

第　三　方

主治： 痔瘻。

处方： 大黄五錢　皮硝五錢

用法： 煎湯薰洗，每日二至三次。

第四方

主治：痔疮。

处方：鳖头(甲魚的头)一个（煅灰存性研末）

用法：蔴油調擦。

第五方

主治：痔疮。

处方：河中螺絲

用法：以明矾点其肉，即化为水，用水涂患处。

第六方

主治：痔疮。

处方：洋金花半斤

用法：熬水薰洗，凉了再温再洗，洗完将水保存，第二天热后仍可再用。

第 七 方

主治： 大便带血，痔核脱出，烧热墜痛。

处方： 苦参五錢 地榆五錢 槐花三錢

服法： 水煎溫服，每日二次。

第 八 方

主治： 痔核脱出，肿痛。

处方： 五倍子五錢 芒硝一两

用法： 水煎成湯，先薰痔核，湯不燙手时再洗，每日二次。

第 九 方

主治： 痔核脱出，发痒。

处方： 皮硝四两 大葱头四个

用法： 用水煎湯，先薰后洗，每日二次。

第十方

主治： 痔疮疼痛，发痒，或出血。

处方： 猪胆一个（取汁） 雄黄五錢（研細）

用法： 把雄黄末放在猪胆汁內攪匀，再用紗布一块浸泡在胆汁內，夜間把紗布塞入肛門內，每天一次。

十八、脫　肛

第一方

主治： 小儿大便时直腸脫出肛門，时久收不上去，墜痛难忍。

处方： 龙骨、赤石脂、訶子肉各等分

用法： 共为末，将以上三葯和茶水少許，擦腸头上以消毒棉花揉入。

第　二　方

主治： 脱肛。

处方： 五倍子末

用法： 用紙捲好，用火点着薰肛門。

第　三　方

主治： 脱肛。

处方： 蝉蜕三錢

用法： 研极細末，調食油抹之。

第　四　方

主治： 脱肛。

处方： 鱉头（甲魚的头）

用法： 将鱉头悬挂风干，瓦上煅，研极細末，再加入冰片少許，用时以麻油或菜油調匀敷之，每日一次。

第五方

主治： 脱肛。

处方： 木鱉子一个（去壳）

用法： 以淡茶水，置平碗內少許，用木鱉子研（如研墨状），磨浓后，用棉花球蘸葯涂脱肛处，每隔一日一次。

第六方

主治： 脱肛。

处方： 烏梅一两 冰片少量

用法： 烏梅用溫水浸透去核，放新瓦上焙干研为細粉，加入冰片研匀，大便后将葯粉放在手紙上托举脱肛，即慢慢收縮上升。

注意： 忌辛辣刺激性食物。

十九、鸡眼

第一方

主治： 鸡眼生于脚底脚趾間，多因鞋不适脚，长期挤压，皮肤坚硬增厚，陷到肉里，走路垫痛，影响劳动。

处方： 鵶蛋子仁五个

用法： 热水洗脚，鸡眼肉泡軟后用指甲撕去，将鵶蛋子仁搗烂敷鸡眼上，外用胶布或一般拔毒膏葯貼紧，效果較好。

第二方

主治： 鸡眼。

处方： 紫皮独头蒜一个 大葱一根（去叶）

用法： 共搗成泥，先将鸡眼用热水泡軟，用指甲撕去，搽上药膏，用布包紧，四、五日后鸡眼变黑脱落。

妇科部分

· 白页 ·

妇　　科

一、月經不調

第　一　方

主治：月經不調。

处方：紫丹参六两

服法：每日三錢，水煎服。

注意：行經时停服十天，再續服。

第　二　方

主治：月經不調。

处方：棉花籽半斤

服法：炒焦研末，分为十四包，每日早晚各服一包，少加紅糖开水送服。

第 三 方

主治： 月經不調。

处方： 益母草八錢 紅糖二两

服法： 月經赶前加酒芩三錢，錯后加当归五錢，生姜二錢，水煎，每日服二次，連服三天。

第 四 方

主治： 經行先后无定期。

处方： 月季花一錢半 紅糖二两 陈酒一盅

服法： 花与糖加水同煎，去渣，陈酒冲服。

第 五 方

主治： 月經赶前。

处方： 干芹菜一两

服法： 水二杯煎成一杯，溫服，常服有效。

第　六　方

主治：月經赶前，量多，色紫黑，有血块，口干，燥热不安。

处方：当归一錢 生地四錢 丹皮二錢 黄柏三錢

服法：水煎服，每日二次。

第　七　方

主治：月經赶前，量少，色淡紅，无血块，头暈，身困无力。

处方：阿胶三錢

服法：用米醋二两蒸，使葯熔化后吃，每日二次。

第　八　方

主治：經期錯后，小肚胀疼。

处方：香附半斤

服法：研为細粉，用醋調为丸，每服三

錢，空腹时用好烧酒送下。

第九方

主治：月經錯后，量少，小肚子疼痛，拒絕揉按，心煩不安，两脇作痛。

处方：丹参四錢 五灵脂三錢

服法：水煎服，每日二次。

第十方

主治：月經錯后，量少，色如黑豆汁，小肚冷凉疼痛。

处方：当归三錢 附子二錢 艾叶一錢

服法：开水煎服，每日服二次。

第十一方

主治：月經淋漓。

处方：艾叶（醋炒）一錢五分 鸡子黄二个

服法：将艾叶用二杯水煎取葯汁一杯，然

后把鸡子黄攪匀和入葯汁內，飯前温服。

二、痛　　經

第　一　方

主治：經来腹疼。

处方：祁艾叶五錢　醋香附五錢

服法：水煎成，加醋一盅，再煎开二沸，温服。

第　二　方

主治：經来腹疼。

处方：紅花二錢　紅糖二两

服法：水煎去渣，陈酒冲服。

第　三　方

主治：經来腹疼，不思飲食，少腹部有块

如皂角。

处方：元胡索四两 发灰(头发洗净烧成的灰)三钱

服法：研末，酒调送下，每服三錢，日服一次。

第四方

主治：痛經，腰腹疼痛，有血块。

处方：丹参五錢 郁金二錢

服法：水煎服，每日二次。

第五方

主治：痛經。

处方：全当归四两 川牛膝一两半 沒药(炒)二两 茺蔚子(益母草子)(炒)三两

服法：研細末，蜜丸，每日早晚各服三錢，空腹开水送下。

第 六 方

主治： 經来腹痛。

处方： 元胡（酒炒）五錢 香附（醋炒）二錢

服法： 共为細面，每服三錢，酒一盅送下。

第 七 方

主治： 痛經，經血色淡紅，小肚发凉作痛。

处方： 小茴香三錢 生姜四片

服法： 水煎，每日早晚各服一次，連服三至四天。

第 八 方

主治： 痛經，經前爱生气，乳房和小肚胀疼。

处方： 桔皮三錢 香附三錢 生姜錢半

服法： 水煎服，每日二次。

第九方

主治：痛經，小肚子拒絕揉按，按則更痛。

处方：炒蒲黃三錢 五灵脂三錢 黃酒一两

服法：先将前二位葯用水一碗煎留半碗，再入黃酒煎沸，去渣取湯，每日服二次。

注意：忌食生冷油膩和洗冷水。

第十方

主治：痛經，平时小肚子冷凉疼痛，經来更疼。

处方：食盐一斤（研細末） 生姜四两（切碎）花椒三錢 大葱头四十九个（洗淨搗烂）

用法：上葯共同放在鍋內炒热，用布包好，热敷小肚痛处，連敷数月。

118

三、倒　　經

第　一　方

主治：月經到期不来，反而吐血或流鼻血的叫倒經。

处方：小薊（俗名刺菜苗）二两　灶心土（打碎）五錢

服法：水煎服，每日二次。

注意：忌食辣椒等刺激性食物。

第　二　方

主治：倒經。

处方：鮮韮菜汁一杯　郁金一两　童便一杯

服法：将郁金研为細粉，每次用童便韮菜汁冲服一錢，每日二次。

注意：忌食辛辣食物。

四、閉　經

第一方

主治： 閉經，小肚胀悶疼痛。

处方： 絲瓜絡（即絲瓜瓤）一两

服法： 黃酒、开水各半煎服，每日二次。

注意： 忌食生冷和洗冷水。

第二方

主治： 閉經，小肚胀痛，拒絕揉按，心煩躁。

处方： 知母四錢　大黃二錢　生川牛膝五錢

服法： 水煎服，一日二次。

第三方

主治： 閉經。

处方： 川山甲片（最大的）三个

服法： 瓦上焙，醋焠三次，至黄色为度，研末，黄酒冲服，发汗。

第 四 方

主治： 閉經。

处方： 紅花三錢 苏木三錢

服法： 共为細末，黄酒送服。

第 五 方

主治： 閉經，午后身热。

处方： 大黄三錢 生地三錢

服法： 共研細粉，空腹时用酒調下，每次二錢，每日服二次。

第 六 方

主治： 閉經。

处方： 香附米五錢 全当归一两 桃仁泥四錢

服法：水煎服。

第七方

主治：妇女經閉，气血郁结，豚細小无力。

处方：丹参一两 烏葯五錢

服法：水煎服。

第八方

主治：血虚經閉。

处方：紅花一錢 枸杞子五錢

服法：水煎服。

第九方

主治：閉經，面黃头昏，心跳气短，腰腿困疼。

处方：黃芪五錢 当归五錢 川牛膝四錢

服法：水煎溫服，每日服二次。

122

第十方

主治： 閉經，头昏，心跳。

处方： 丹参五錢　柏子仁三錢　甘草一錢

服法： 水煎溫服，每日二次。

注意： 忌食辛热油膩。

五、崩漏

第一方

主治： 崩血不止（属血热者）。

处方： 槐花五錢　黄芩二两

服法： 共为細面，黄酒送下，每次二至三錢。

第二方

主治： 漏血不止，头暈，体倦无力。

处方： 五灵脂炭（炒断烟）三錢

服法： 研面开水送服，連服三次。

注意： 血虛者禁用。

第 三 方

主治： 血崩。

处方： 香附米（炒）四两 归尾二两 五灵脂（炒）一两

服法： 共为細面，空心酒服五錢。

第 四 方

主治： 漏血。

处方： 蓮房炭（蓮蓬壳烧成炭）
烏梅炭各等分

服法： 共为細末，每付三錢，白水送下。

第 五 方

主治： 血崩。

处方： 眞血竭一錢 百草霜（烧柴鍋底黑灰）

(亦可用古墨)一錢

服法：共研細末，溫水冲服。

第　六　方

主治：血崩。

处方：荆芥穗炭五錢　棉花籽（炒）五錢

服法：共研細末，分三次开水冲服。

第　七　方

主治：漏血日久不止，血色淡如黄水，头昏，气短，有时出虚汗。

处方：黄芪一两　糯米五錢

服法：水煎溫服，每日二次。

第　八　方

主治：崩漏不止，精神疲倦。

处方：陈棕炭一两　棉花子炭一两

服法：共研細粉，每服二至三錢，开水送

下，每日二次。

注意： 忌生冷及辛辣食物。

第九方

主治： 崩血不止。

处方： 抽旱烟袋竹杆的中段。

服法： 烧炭研为細粉泡热酒服。

第十方

主治： 子宫大出血不止，顏色鮮紅，身热煩躁。

处方： 貫仲炭一两

服法： 将貫仲焙干成炭，研为細粉，每次三錢，每日三次，开水送服。

注意： 忌辛辣热性食物。

第十一方

主治： 崩漏出血量多，色紫黑有块，小肚疼痛，有时血块下来后疼痛减輕。

处方： 蒲黄五錢（生、炒各半） 五灵脂五錢

服法： 共研細粉，每服二錢，开水送服，每日二次。

六、带　　症

第　一　方

主治： 妇女赤白带下。

处方： 紅石榴花

服法： 阴干，水煎服。

第　二　方

主治： 赤白带下。

处方： 荞麦面不拘多少

服法： 用鸡子清为丸，梧桐子大，每付四十丸，白水送下。

第三方

主治： 赤白带下。

处方： 白术、云苓、車前子、鸡冠花各三錢

服法： 水煎服。

第四方

主治： 赤白带下。

处方： 白芷五錢 海螵蛸一个 血余炭（头发洗净烧成灰）五分

服法： 共为細末，每服二錢，酒調服下。

第五方

主治： 赤白带下（尿道炎、阴器肿痛、小便热淋）。

处方： 干馬齿莧（馬齿菜）七錢 生甘草一錢

服法： 水煎服。

第 六 方

主治： 妇女白带，淋漓不止。

处方： 蛇床子五錢 白矾少許

用法： 共为細末，水調和后用絹包好，納阴部內，日換一次。

第 七 方

主治： 白带过多，湿气过重。

处方： 向日葵杆內瓤二两

服法： 水煎溫服，每日服三次。

第 八 方

主治： 带下色白或淡黄，无臭，有时两足跗肿。

处方： 陈冬瓜子一两 白扁豆四錢

服法： 二味共炒研細粉，每服二錢，开水或小米湯送下，每日二次。

129

第九方

主治： 一般带下量多，气臭，腰腿痠困。

处方： 白扁豆一两 白果仁五錢

服法： 水煎溫服，每日二次。

第十方

主治： 黄带量多，气味腥臭。

处方： 白头翁五錢 黄柏三錢 苦参四錢

服法： 水煎服，每日二次。

七、妊娠呕吐

第一方

主治： 妊娠呕吐。

处方： 杷叶(干鲜均可)二两 伏龙肝（即灶心土)三錢 生姜三片

服法：水煎，徐徐服。

第　二　方

主治：妊娠呕吐。

处方：鲜杷叶一两　砂仁（打碎）五錢

服法：水煎代茶飲。

第　三　方

主治：妊娠呕吐。

处方：伏龙肝（即灶心土）一两

服法：煎湯澄清，取上清水徐徐飲。

第　四　方

主治：妊娠呕吐。

处方：馬齿莧（馬齿菜）

服法：鲜馬齿莧用鍋煮后，晒干备用。用水三茶碗煎至一碗。每日服二次，連服二、三天。

第五方

主治：孕妇胃弱呕吐，食入即吐，倦怠多卧。

处方：灶心土三两　半夏(制)一錢　生姜三片

服法：水煎灶心土，澄清去渣，再入姜夏煎数沸后，徐徐服下，以瘉为止。

注意：忌食生冷油膩。

八、流　　产

第一方

主治：孕妇每到二至三个月流产。

处方：南瓜蒂三至五个

服法：水煎成湯，頻頻飲服，多服几剂。

第二方

主治：习慣性流产，忽見下血，腹痛腰

痿，小肚下墜。

处方： 陈艾叶一两　鸡蛋二个

服法： 将艾叶煎湯去渣，用湯再煮荷包鸡蛋，連蛋带湯一次頓服，連服几剂，以愈为止。

注意： 应卧床休息。

第　三　方

主治： 怀孕以后，无故下血，量不多，腹不痛。

处方： 焦艾叶三錢　清阿胶三錢

服法： 水煎溫服每日两次。

注意： 忌食生冷食物，不要搬重或远行。

第　四　方

主治： 习慣性小产。

处方： 淮山葯（炒）四两　杜仲（盐水炒）三两　續断（酒炒）二两

服法： 共为末，糯米糊丸，每服三錢，米湯送下。

第五方

主治： 先兆流产。

处方： 怀生地（酒湿微炒）二两　砂仁米一两

服法： 水一碗，黄酒一碗，同煎分二次服。

九、产后腹痛

第一方

主治： 产后腹痛，喜用手按，面色皖白，喜热怕冷。

处方： 当归二两　生姜一两　肥羊肉四两

服法： 用水慢火燜燉至羊肉烂熟，早晚空心吃羊肉喝葯湯。

注意：忌食生冷油膩食物。

第 二 方

主治：产后瘀血不行，腹痛环脐，胀滿拒按，或有硬块。

处方：蒲黄粉五錢 五灵脂五錢

服法：二味研末，每服三錢，用酒、水煎服，每日二次。

注意：忌食腥葷油膩。

十、产后恶露不净

第 一 方

主治：产后下血不止，顏色暗紅。

处方：棕皮炭八錢 地榆炭五錢

服法：水煎两次成湯，一次服下。

注意：忌食辛热刺激性食物。

第二方

主治： 产后下血不止，颜色暗紅。

处方： 棉花籽五錢

服法： 焙焦研为細末，开水冲服，每日二次。

注意： 忌食辛辣食物。

第三方

主治： 产后气短，恶露不净，颜色浅淡，腰疼，小肚胀墜，手足怕冷。

处方： 黄芪一两　炙升麻一錢半　当归二錢
炮姜炭三錢

服法： 水煎成湯，每日服二次。

十一、乳汁缺乏

第 一 方

主治： 乳汁缺乏。

处方： 炒山甲二錢 川貝母三錢 菊花三錢
糯米一匙

服法： 用布将葯包好，老母鸡一只去腸肚，将葯納入鸡腹內燉湯服，并食其肉，湯中可少加酱油，不可过咸。

第 二 方

主治： 乳汁缺乏。

处方： 穿山甲一錢半 王不留行三个

服法： 水煎服。

第 三 方

主治： 乳汁缺乏。

处方： 蓮房炭(蓮蓬壳烧成炭)九个

服法： 每日白开水送服三个，三天服完。

第四方

主治： 乳汁缺乏。

处方： 南瓜子七个

服法： 每早与豆付浆同服。

第五方

主治： 乳汁缺乏。

处方： 生黄芪四錢 穿山甲二錢 王不留行二錢

服法： 水煎服。

第六方

主治： 乳汁缺乏。

处方： 生黄芪一两 当归五錢 白芷五錢
猪蹄一对

服法： 猪蹄煮湯吹去浮油，煎葯一大碗，服后睡眠。

第 七 方

主治： 体虚乳汁不足。

处方： 丹参二錢 鸡蛋二个

服法： 水煎丹参滤汁，再煮不带皮的鸡蛋以熟为度，一次服。

第 八 方

主治： 乳絡壅滞，乳汁不通。

处方： 絲瓜連籽（煨，存性，研細末）

服法： 用黃酒冲服二錢，盖被出汗可通。

注意： 忌食生冷油膩。

第 九 方

主治： 乳汁不通，缺乳。

处方： 通草二錢 絲瓜絡四錢 猪蹄一对

服法： 先燉猪蹄，吹去浮油，用湯煎前二味药去渣，早晚分服。

注意： 忌食刺激性食物。

十二、回　奶

第一方

主治： 妇人气血旺盛，奶多乳胀，或无小儿吃，欲断奶者。

处方： 炒大麦芽三两

服法： 水煎成湯，代茶頻飲，每日四、五次，以奶回少或断为止。

第二方

主治： 妇人气血盛旺，奶多乳胀，或无小儿吃，欲断奶者。

处方： 陈皮八錢　甘草二錢

服法： 水煎成湯，多服几次。

注意： 忌食生冷油膩。

十三、滴虫性阴道炎

第一方

主治： 阴道及外阴部搔痒无度，白带多，有恶臭味。

处方： 蛇床子五錢 川椒二錢 苦参三錢 白矾三錢

用法： 煎湯每日薰洗阴道一至二次，約六至七日可愈。

第二方

主治： 滴虫性阴道炎。

处方： 生猪肝一长块（将皮削去）

用法： 放入阴道內約三小时后取出。輕者两次，重者四次可愈。

注意： 經期勿用。

第 三 方

主治： 滴虫性阴道炎。

处方： 蛇床子四两 川椒一两

用法： 水煎薰洗阴部。

第 四 方

主治： 滴虫性阴道炎。

处方： 雄黄一两 苦参一两。

用法： 煎湯薰洗。

第 五 方

主治： 滴虫性阴道炎。

处方： 蘿卜

用法： 搗成粥浆状，取一至二湯匙，灌入阴道內，經十五分钟后取出，以棉球擦干阴道，每日一次，十二至十五日为一疗程。

第　六　方

主治： 滴虫性阴道炎。

处方： 鸦蛋子二十个（去皮）

用法： 水一杯砂壶煎至半杯，用消过毒的大注射器将药注入阴道，每次二十至四十毫升。

預　　　防：

1.不要与患者共用洗澡巾或洗下身的毛巾和盆。

2.患者的內衣、褥单煮开或用开水烫洗消毒。

3.积极治疗患者。

十四、子宫脱垂

第　一　方

主治： 妇女分娩时用力过大，或产后劳力过早而致子宫脱垂于阴道口外，小肚感觉重墜慢疼。

处方： 芒硝五錢 枯矾五錢

用法： 加水二斤煎沸，薰洗阴部。

第二方

主治： 子宫脱垂。

处方： 明矾三錢 五倍子三錢

用法： 研成細粉，干撒在子宫潰烂处。

第三方

主治： 子宫脱垂。

处方： 棉花根六两 生枳壳四錢

服法： 水煎溫服，一日二次。

第四方

主治： 子宫脱垂。

处方： 蛇床子五两 烏梅十四枚。

用法：水五至六碗，煎沸后再煎十三分钟，去渣取汁趁热洗，每日洗三至五次，每日换药，数月可愈。

第五方

主治：子宫脱垂。

处方：益母草四两 升麻三钱

服法：水煎服。

146

儿科部分

· 白页 ·

儿　　科

一、麻　　疹

第　一　方

主治： 麻疹。

处方： 西河柳三錢　薄荷二錢　升麻一錢　麻黄七分

服法： 水煎，一日分数次服。

第　二　方

主治： 小儿麻疹，咳嗽流涕，昏迷不醒，高烧。

处方： 老黄酒二两　芫荽（即香菜）适量

用法： 将黄酒燉热，用芫荽蘸酒擦全身。

注意： 擦时保持室内溫度，切忌着凉。

第三方

主治： 痲疹。

处方： 老絲瓜絡五錢

服法： 炒黑研成极細末，分作四次，溫开水加糖送服。

第四方

主治： 痲疹。

处方： 荸薺、胡蘿卜、香荣(不拘量)

服法： 煎湯服用。

第五方

主治： 痲疹。

处方： 荆芥二錢　西河柳三錢

服法： 煎湯服用。

148

第　六　方

主治： 痲疹出后，突然內陷，內热熾盛，鼻煽气喘。

处方： 淨痲黃一錢　光杏仁二錢　生甘草一錢　生石羔八錢　元参三錢　桔梗一錢五分　細生地三錢

服法： 煎湯服。

第　七　方

主治： 痲疹早期未显皮疹或出疹未透。

处方： 西河柳、生痲黃、紫浮萍、芫荽（即香荣）各五錢

用法： 煎湯薰擦患者皮肤。

注意： 薰擦时要注意保暖，防止着凉，引起肺炎合併症。

預防痲疹

第一方

适用于三岁以下的体弱儿童。

处方： 明雄黃三錢 菜油一两

用法： 将明雄黃捲在紙內，灌入菜油烧着，流出的葯油搽口、鼻孔，每日二次。

第二方

在痲疹、白喉、百日咳、脑炎、猩紅热、伤寒等传染病流行的时候，均可采用此方进行預防。

处方： 貫仲七錢 明雄黃三錢 甘草三錢 綠豆一把

服法： 把葯裝入布袋，泡入食用的水缸中，缸大者，葯量可加倍，每三日換葯一次。

150

預　防

1.防止患者的病传給别人，患者的食具、玩具煮开或用开水燙消毒。

2.痲疹流行期間，不带孩子走亲戚、赶集或人多的地方去，更不要到病孩家串門；住屋多开窗門，使空气流通。

二、百　日　咳

第　一　方

主治：百日咳。

处方：絲瓜瓤、蜂蜜

服法：将絲瓜瓤子烧存性，研細面，每次用蜜調，水送二分，每日用三次。

第　二　方

主治：百日咳。

151

处方： 百部根五錢

服法： 水煎去渣，蜂蜜四两攪匀，每次一羹匙，每日服五、六次。

第三方

主治： 百日咳。

处方： 百部草一錢 杏仁一錢五分 冰糖一錢

服法： 一剂煎成半茶杯，分四次服，四小时一次，一昼夜服完。

第四方

主治： 百日咳。

处方： 鸡苦胆

服法： 将鸡苦胆刺破，流出胆液，每日二毫升，开水冲服，服时酌加冰糖。

第五方

主治： 百日咳。

处方： 百部二錢 馬兜鈴二錢 大蒜头三个

服法： 上葯放碗內，加适量水，蒸汁，去渣服。

第 六 方

主治： 百日咳。

处方： 車前草（俗名牛舌棵）全草二至三棵（一至二周岁用量）

服法： 水煎分数次服。

第 七 方

主治： 陣陣頓咳，咳声不断，痰少，喉有水鸡声，面紅耳赤。

处方： 党参三錢 胡桃肉一两

服法： 早晚煎服，連服三天。

注意： 此方对百日咳后期身体虚弱者效果較好。

預防百日咳

处方： 独头蒜两个 白菜根一两 白糖二两

服法： 在百日咳流行时期，水煎成湯，当茶頻飲。

三、小儿咳嗽

第一方

主治： 小儿风热咳嗽。

处方： 麻黄二錢五分 石膏五錢

服法： 水煎分为三剂，一至五岁幼儿每次服一剂。

第二方

主治： 小儿咳嗽。

处方： 生石膏一两　川貝母一錢　硃砂一分

服法： 共研細面，一岁小儿每服三分，年龄較大，用量逐增，白蜜調服。

第　三　方

主治： 小儿伤风咳嗽。

处方： 鮮桔皮一个　苏叶三錢　冰糖五錢

服法： 水煎服。

第　四　方

主治： 小儿风寒咳喘，高烧窒息。

处方： 广郁金两份　白矾一份

服法： 共研細末，开水送服。一岁小儿服如黃豆粒大小之一撮，每加一岁增加一撮。

第　五　方

主治： 小儿感冒风寒，咳嗽唾痰。

处方： 白蘿卜一个

服法： 取白蘿卜約三寸一节，在一头中間挖洞深寸許，倒入豆油或芝蔴油二十余滴，再放入花椒七粒，生姜三片，将蘿卜放在小火上烧煎，待蘿卜萎縮汁出与油混合，去花椒、生姜即成，一日服三次。

注意： 忌食生冷。

第 六 方

主治： 小儿感冒风寒，咳嗽唾痰。

处方： 前胡二錢 灯芯少量

服法： 水煎溫服，每日三次。

注意： 忌受风寒。

第 七 方

主治： 小儿咳嗽。

处方： 鸡子一个

服法：用醋少許炒熟食之。

第八方

主治：小儿咳喘。

处方：桃仁一錢 梔子一錢 杏仁一錢 六曲一錢 白胡椒三分

用法：共为极細面，再加点元明粉，用鸡子淸調糊敷肚腹上，綳带纏好，轉天肚腹发青有效。

四、鵞口疮

第一方

主治：小儿鵝口疮（小儿口內生疮，上有白屑，疼痛啼哭，吃乳困难）。

处方：硼砂

用法：硼砂不拘多少，研极細面，蜂蜜調匀，涂口內，每日三次。

第二方

主治：小儿鵝口瘡。

处方：五倍子(瓦上焙焦)、冰片各等分

用法：共为細末，先用消毒棉紗擦淨舌部再涂葯面。

第三方

主治：小儿鵝口瘡。

处方：吳茱萸三錢 鸡蛋淸适量

用法：将吳茱萸搗研細粉，用鸡蛋淸調成稠糊，敷足心，用布固定，約十二小时后取下。

五、痞　积

第一方

主治：小儿面黃肌瘦，肚腹脹滿，手足心

发热，颜面蒼白，发稀有时脫落，肚大青筋，消化不良。

处方： 大葱七根 小麦七粒 白蜜一两 鸡子一个去皮 梔子三錢 杏仁三錢 生姜三片

用法： 上葯共搗如泥，敷脐上，用綳带纏上，至少四小时取下。

注意： 忌食生冷油膩瓜果一切硬食。

第二方

主治： 小儿痞积。

处方： 梔子一两 苦杏仁七个 桃仁七个 皮硝一两

用法： 共为細面，飞罗面一两，紅枣七个，蜜一两，蛋淸一个，連葯面一同搗烂成膏，用鮮荷叶包好貼脐上。

第三方

主治： 小儿痞积。

处方： 阿魏一块

用法： 上葯放在暖脐膏中，贴于少腹上。

第 四 方

主治： 小儿肚大硬胀，不消，四肢枯瘦。

处方： 鲜馬齿莧（馬齿菜）十五斤

用法： 洗凈放鍋內，加火熬成膏，摊布上贴腹部。

第 五 方

主治： 儿童消瘦蒼白，肚大而胀。

处方： 鸡內金（俗名鸡膻子）一两

服法： 炒黄为細末，加白糖适宜，混合白面，烙成小餅吃，分三天吃。

第 六 方

主治： 小儿面黄肌瘦，腹胀，煩躁易哭，毛发干燥。

处方： 白术二两　鸡內金（俗名鸡膭子）一两

服法： 共研細粉，每服三至五分，每日三至四次，开水送下（三至五岁量）。

注意： 虫积、結核及脾胃有热者勿服。

第　七　方

主治： 小儿面黄肌瘦，腹胀，煩躁易哭，毛发干燥。

处方： 紅糊末五錢

服法： 研为細粉，每日服三次，每次服一錢，开水送下。

注意： 忌食不易消化食物。

六、消 化 不 良

第　一　方

主治： 小儿腹胀泄泻，大便內有乳块。

处方： 焦三仙三錢 鸡內金(俗名鸡膿子)三錢

服法： 水煎成湯，每日服三次。

第二方

主治： 小儿腹胀泄泻，大便內有乳块。

处方： 鸡內金(俗名鸡膿子)一两

用法： 炒黄为末，加白糖、白面烙成小餅，分三天早、午、晚作零食吃。

注意： 忌生冷。

七、小儿臍疮、臍湿

第一方

主治： 小儿肚脐濆烂，流黄水。

处方： 杏仁二錢（去皮）烏賊骨四分 冰片一分

用法： 共研細粉，撒敷患处，白布盖敷固定，每日二次，以愈为止。

注意： 勿令尿湿脐部或沾生水。

第　二　方

主治： 脐疮不流黄水。

处方： 杏仁（去皮）二錢　冰片一分

用法： 共研細粉，撒敷患处，白布盖复固定，每日二次，以愈为止。

注意： 勿令尿湿脐部或沾生水。

第　三　方

主治： 初生儿落脐带后，脐痕鲜紅，流水不止，或甚至流脓。

处方： 滑石粉五錢　粉甘草五錢

用法： 共研細粉，撒敷患处，每日二次，以愈为止。

注意： 勿令尿湿脐部或沾生水。

八、小儿疝气

第一方

主治： 睾丸坚硬肿痛下墜，有的一側肿墜，有的两側肿墜。

处方： 桔子核、大枣(去核)

服法： 每个大枣肉包桔核仁五至六个，放火边焙干，研成細粉，每次服三錢，早晚空腹用开水送下。

注意： 忌食生冷。

第二方

主治： 小儿疝气。

处方： 小茴香、蝉退各五錢

服法： 共研細粉，三至五岁小儿，早晚用黄酒或开水冲服五分，按年龄大小酌情增减。

注意： 忌食生冷，热盛疝症忌用。

第 三 方

主治： 小儿喜坐地下，突然阴囊肿大发亮，为湿气寒气所侵，或为蚯蚓、螞蚁所咬。

处方： 1.外用：蝉退五錢 牡蠣粉适量

2.内服：土白朮一錢 泽泻一錢 猪苓一錢 茯苓一錢 桂枝一錢 灯芯五分

服用法： 水煎蝉退溫洗患处，每日三次，洗后用食油調牡蠣粉搽患处，同时将内服方水煎溫服，每日二次。

注意： 囑小儿勿再坐地下，勿受寒湿。

166

五官科部分

· 白 页 ·

五　官　科

一、砂　　眼

第　一　方

主治： 眼皮內发痒，磨涩难睜，有紅色小顆粒，象砂子。

处方： 晚蚕砂一两

用法： 水煎去渣，晾冷后洗眼，日二、三次。

第　二　方

主治： 砂眼多泪，怕光，眼皮肿胀。

处方： 桑叶五錢　元明粉三至五錢（痒重的用五錢、輕的用三錢）

用法：用水两大碗煎开后五分钟去渣，倒入淨脸盆内用热气薰眼，水溫了再洗眼，每日二次。

第 三 方

主治：砂眼，看物不清，干澀，磨的疼。

处方：白菊花錢半 焦山梔三錢

服法：开水冲泡当茶飲。

預　　防

砂眼病人的眼分泌物常带有砂眼病毒，它污染了手指、手帕、公用毛巾，脸盆等而直接或間接的传染他人。因此，为了預防砂眼传染，应注意个人卫生，培养卫生习慣，不用手揉眼，手脏了就洗，有条件时最好分用毛巾擦脸，以免传染。

二、倒　睫

第　一　方

主治： 眼瞼痒痛，睫毛拳曲，刺扫眼球，涩痛流泪，或怕光难睁。

处方： 五倍子一个　蜂蜜适量

用法： 将五倍子放火灰內煨黄研为細粉，同蜜和匀涂于眼瞼上，一日二次。

第　二　方

主治： 眼瞼痒痛，睫毛拳曲，刺扫眼球，涩痛流泪，或怕光难睁。

处方： 木别子一个

用法： 研为細粉，用薄絹裹葯末塞鼻中，左患塞右，右患塞左。

三、眼边紅烂

第一方

主治： 眼边痒痛，紅肿糜烂。

处方： 熟鸡蛋黄三枚 制炉甘石少許 冰片少許

用法： 将熟鸡蛋黄放銅勺內炼出油，再将甘石、冰片研細粉加入調匀擦患处，一日二次。

第二方

主治： 眼边紅烂，刺痒紅肿，或起水泡。

处方： 銅录三錢 生蜂蜜、艾叶各适量

用法： 銅录研細粉，以生蜜調涂碗內，再用艾烟薰至焦黑，以乳汁調匀，再放飯鍋蒸过，搽烂处，一日二次。

第 三 方

主治： 眼边紅烂，痒澀，或破裂出血。

处方： 黄芩三錢 大黄三錢 黄柏三錢

服法： 水煎成湯，飯后溫服，每日二次。

四、风 火 眼

第 一 方

主治： 眼睛紅肿，又痛又痒，怕热怕光，眼睁不开，眼眵多。

处方： 蒲公英（老苦麻）三两 冬桑叶三两

用法： 煎湯薰洗，每日三、四次。

第 二 方

主治： 眼睛紅肿，痛、痒，怕热怕光，眼睁不开，眼眵多。

处方： 冬桑叶一两 野菊花一两

用法： 水煎薰洗，一日三、四次。

第三方

主治： 眼睛紅肿，又痛又痒，怕热怕光，眼睁不开，眼眵多。

处方： 金銀花二两　菊花二两

服用法： 水煎，取一半薰洗，一日三、四次；另一半分三次服。

第四方

主治： 眼睛紅肿疼痛較重，眼眵很多，流泪，眼睁不开。

处方： 鸡蛋两个　黄連素一片

用法： 将黄連素片研极細，用鸡蛋清（不用黄）調匀点眼，每天五、六次。

預防

1.病人用过的手絹、洗脸毛巾、脸盆

等用具，必須用肥皂水洗凈或煮沸消毒。

2.暴发火眼流行时，可用鸡蛋清調黄連素点眼。

五、夜　盲　眼

第　一　方

主治： 天黑时或在黑暗处看不見东西，到天亮时或灯光下又恢复正常。

处方： 猪肝一个　夜明砂（即蝙蝠粪）三錢　蒼朮一两　谷精草八錢

服法： 将猪肝切几个裂口，再将后三味葯研細末撒入肝內，用綫扎好放砂鍋內煮熟，吃猪肝，喝葯湯，每日二次，空腹随意吃，連吃一月。

注意： 忌辛辣粘膩食物。

第二方

主治： 夜盲，平时眼珠干涩、微痒。

处方： 煅石决明四錢 炒青箱子三錢 夜明砂（即蝙蝠粪）三錢 猪肝一个

服法： 将前三味葯共研細末，再将猪肝去筋膜，切开裂口数个，撒入葯末，用綫扎紧，放在碗內同米湯蒸熟，早晚空心吃。

第三方

主治： 夜盲。

处方： 鮮苜蓿根一两

服法： 水煎溫服，每日二次。

第四方

主治： 夜盲。

处方： 生羊肝四两 蒼朮三錢 草决明三錢

174

服法： 将药与羊肝混合，放籠上蒸熟，去药只吃羊肝，每晚一次吃完。

六、耳痛、耳肿

第 一 方

主治： 耳內肿痛流脓，晚間厉害。

处方： 黄柏一两 青黛一錢

用法： 研为細末，每用少許以紙卷好塞入耳內，一天換三次。

第 二 方

主治： 耳內肿痛流脓，晚間厉害。

处方： 五倍子一錢（烧炭存性） 枯矾三分

用法： 研极細粉，每用少許吹耳中，每日一次。

第三方

主治： 耳內肿痛流脓，晚間厉害。

处方： 大蜘蛛三个（活的） 白矾一两

用法： 将白矾放勺內加火化开，放入蜘蛛然后倒在净地上用碗盖住，冷后研为細粉，每用少許吹耳內，每日一次。

七、鼻　　渊

第一方

主治： 鼻孔經常流黃色臭鼻涕。

处方： 藿香一斤 梔子一两

服法： 研为細末，用猪胆汁为丸如梧桐子大，每次服三錢，日服三次，开水送下。

第　二　方

主治： 鼻流黃水，浊涕，腥臭难聞，淋漓不止。

处方： 絲瓜藤(近根处的)二两　白芷二錢(研細)

用法： 将絲瓜藤熬湯冲服白芷末，上方为一剂，一日服三次，連續服用。

八、鼻　疮

第　一　方

主治： 鼻內生疮，流浊涕，痛不可忍。

处方： 硼砂五分　冰片三分

用法： 研为細粉，搽疮上，一日二、三次。

第　二　方

主治： 鼻孔烂。

处方： 生苦杏仁三十个

用法： 将杏仁用水泡去皮，搗如膏，用人乳少許拌匀，搽鼻孔內，每日三次。

注意： 忌烟酒。

九、喉　　痛

第　一　方

主治： 喉嚨紅肿疼痛，声音低哑。

处方： 山豆根三錢

服用法： 醋浸山豆根含嗽药汁，重症用鸡翎蘸药汁扫喉将痰涎引出。

第　二　方

主治： 咽喉肿痛，潰烂。

处方： 猪胆一个

用法： 将猪胆装满白矾末阴干，加少量冰片研为細粉，吹入喉內，每日数次。

第 三 方

主治： 喉嚨肿胀疼痛。

处方： 威灵仙五錢

服法： 将威灵仙用第二遍掏米水浸泡，搗烂，布包擰汁，含嗽喉部。

十、口　疮

第 一 方

主治： 口內出現斑点，表面黄白色，周围淡紅。

处方： 生地二两　綠豆二两

服法： 水煎溫服，每日二次。

第二方

主治： 口疮生于唇舌或頰內，疼痛，口渴，小便黃。

处方： 鮮側柏叶四两

服法： 除去黃叶洗淨，放鍋中加水一斤，煎湯去渣，紗布过濾，再加少量白糖，分作二次冲服。

第三方

主治： 口疮生于唇舌或頰內，疼痛，口渴，小便黃。

处方： 白茅根四錢 薄荷叶一錢 山梔二錢

服法： 水煎溫服，每日两次。

第四方

主治： 口疮生于唇舌或頰內，疼痛，口渴，小便黄。

处方： 烧西瓜皮（厚皮）

用法： 研細含口內，每日三、四次。后用凉开水漱口。

十一、口舌糜烂

第一方

主治： 牙齦，頰內或唇舌处，潰烂紅肿疼痛。

处方： 灯心五錢（烧炭） 冰片少量

用法： 共研細粉，吹撒患处，每日三至五次。

第二方

主治： 重舌，舌底下肿胀象长舌一样，疼痛不舒。

处方： 鲜蒲公英（俗名老苦蔴）二至四两

服用法： 煎湯一碗，内服半碗，再以半碗漱口。

第三方

主治： 重舌，舌底下肿胀象长舌一样，疼痛不舒。

处方： 紅枣去核三个　青矾二分

用法： 将青矾装入枣肉内焙干后研成細粉，噴撒重舌下。

第四方

主治： 重舌，舌底下肿胀象长舌一样，疼痛不舒。

处方： 蚯蚓一两　猪头骨一两

用法： 将猪头骨煅炭，同蚯蚓共研末撒敷患处，一日一次。

十二、牙　痛

第　一　方

主治： 虫蛀牙。

处方： 生韮菜子五錢

用法： 搗烂，醋調，敷在虫蛀牙洞內，每日三次。

第　二　方

主治： 虫蛀牙。

处方： 樟脑二分

用法： 用火烧过后塞入蛀牙內。

第　三　方

主治： 虫蛀牙。

处方： 明雄黄末一两　廠油二两

用法： 二味調匀，搽患牙处，每日数次。

第四方

主治： 牙齿松动，兼腰痠腿軟。

处方： 骨碎补五錢　猪腰子一个

服法： 共同蒸熟吃，一天一次，連續服用。

第五方

主治： 老年虛火，或病后体虛牙痛，白天輕，晚上重。

处方： 細辛四分　黑磁石一錢（煅）

服法： 将黑磁石研細粉，用細辛熬水冲服，每次五分，每日二次。

第六方

主治： 老年虛火，或病后体虛牙痛，白天輕，晚上重。

处方： 生地一两　防风二錢

服法： 水煎溫服，每日二次。

注意： 禁忌烟酒。

第　七　方

主治： 牙痛，心煩，口渴。

处方： 生石膏三錢　升麻一錢半

服法： 水煎溫服，一日二次。

注意： 忌辛热烟酒和糖食品。

十三、牙痛、牙疳

第　一　方

主治： 牙床紅肿疼痛，全身发冷发烧，或牙床出血。

处方： 竹茹五錢　米醋四两

服法： 将竹茹放米醋內泡一天，用醋二錢含在口中，含的时間越长越好，然后嚥下，每日三次。

第二方

主治： 牙床肿胀，肿連咽喉。

处方： 芙蓉叶

用法： 研为极細末，用麻油調敷患处。

第三方

主治： 牙床紅肿疼痛，潰烂，容易出血，发冷发烧。

处方： 馬齿莧（馬齿菜）一把 冰片适量

用法： 将馬齿莧焙干，同冰片共研細粉，撒敷患处，每日数次。

第四方

主治： 牙床紅肿疼痛，潰烂，容易出血，发冷发烧。

处方： 紅枣数枚（去核） 雄黃适量

用法： 将雄黃装入枣內，放火上焙焦，研为細粉，撒敷患处，每日数次。

中毒与急救

·白页·

中毒与急救

一、食物中毒

第一方

主治： 食物中毒，发冷发烧，头痛，噁心，呕吐，腹痛。

处方： 食盐二两（炒焦）

服法： 泡湯多喝，喝后用鸡毛探吐，随吐随喝，吐尽为止。

第二方

主治： 食物中毒。

处方： 甜瓜蒂一錢

服法： 研成細粉，开水冲服，鸡毛探吐。

第 三 方

主治： 食物中毒。

处方： 綠豆一大把 生甘草三錢

服法： 加水煎几开服下。

第 四 方

主治： 食物中毒。

处方： 鸡蛋二十个 明矾粉三錢

服法： 将鸡蛋打入碗內，除去蛋黄，只用蛋清，調明矾粉攪匀服下，用以催吐。

第 五 方

主治： 毒菌中毒，肚子痛的厉害，想吐吐不出，流口水，又流泪，出虛汗，或昏迷。

处方： 甘草一斤

服法： 加水四斤，用慢火熬成一半，分四次服。

第　六　方

主治： 毒菌中毒。

处方： 新鲜羊血一碗

服法： 乘热喝下。

第　七　方

主治： 毒菌中毒。

处方： 生綠豆三两

服法： 研成細粉，冷开水調服。

第　八　方

主治： 苦杏仁中毒，头昏眼花，呕吐气短，身上沒劲，口唇发紫，重的突然昏迷。

处方： 杏树皮四两

服法： 剝去粗皮，水煎成湯，一次服下。

第九方

主治： 苦杏仁中毒。

处方： 綠豆一茶杯

服法： 加水一大碗，煮几开后去豆，加砂糖一、二两，一次服下。

第十方

主治： 河豚魚中毒，四肢或全身痲木昏迷。

处方： 鮮芦根（即鮮芦葦根）二斤

服法： 搗汁服。

二、农葯中毒

第一方

主治： 农葯1059或1605中毒，头昏，腹痛，呕吐。

190

处方： 甘草三两 滑石粉一錢五分

服法： 水煎甘草成湯去渣，入滑石粉調服，連服二次。

第 二 方

主治： 砒剂中毒，肚子痛，拉稀，呕吐清水。

处方： 明矾一錢 大黄八錢 甘草五錢

服法： 水煎冷服，連服三至五剂。

第 三 方

主治： 砒石中毒，全身高烧。

处方： 防风四两

服法： 水煎成湯，尽量多服出汗。

第 四 方

主治： 农药中毒，肚子痛，拉稀，呕吐清水。

处方： 白芥子五錢　大黃一两

服法： 水煎冷服。

第五方

主治： 农药中毒，肚子痛，拉稀，呕吐清水。

处方： 明矾一錢　大黃八錢　甘草五錢

服法： 水煎冷服，連服三至五剂。

第六方

主治： 六六六、滴滴涕中毒。

处方： 明矾一錢

服法： 加凉开水一斤調匀，每次服一茶匙。

第七方

主治： 六六六、滴滴涕中毒。

处方： 生黃豆、生綠豆各三两

服法： 二味捣烂，加淘米水调匀服下，一天服二次。

第　八　方

主治： 各种中毒。

处方： 生綠豆半斤　甘草二两

服法： 綠豆泡水中磨碎榨汁，用甘草煎湯调綠豆汁吃。

三、煤气中毒

第　一　方

主治： 煤气中毒，头痛，头昏，眼花，昏睡。

处方： 白蘿卜

服法： 蘿卜捣汁，把患者抬到透风的地方，从口鼻灌下就醒，继續服用白糖水更好。

第二方

主治：煤气中毒。

处方：茶叶五錢

服法：水煎浓茶，把患者抬到透风处灌下。

四、毒蛇、毒虫咬伤

第一方

主治：毒蛇咬伤，伤口紅肿发热疼痛，麻木，并向周围走串。

处方：好陈醋一小碗

服法：当茶飲。

第二方

主治：毒蛇咬伤。

处方：旱烟袋桿內的烟袋油

服用法： 用水洗出旱烟袋桿內的烟袋油一小碗，当茶飲。并以烟袋油涂敷伤口。

第 三 方

主治： 毒蛇咬伤。
处方： 鲜白菊花叶及根二至四两
服法： 搗汁連續服下。

第 四 方

主治： 毒蛇咬伤。
处方： 季德胜蛇葯片
服用法： 按說明服用。

第 五 方

主治： 蜈蚣咬伤，微肿疼痛，或有紅絲出現，严重的全身痲木，头痛，头昏，干呕。

处方： 鲜扁豆叶

用法： 搗烂敷伤口。

第六方

主治： 黄蜂螫伤，发热肿疼。

处方： 鲜馬齿莧(馬齿菜)一把

服用法： 搗汁一杯，用开水等量兑服，幷以葯渣敷伤口。

第七方

主治： 黄蜂螫伤。

处方： 鲜夏枯草一把

用法： 搗烂敷伤口。

第八方

主治： 毛虫咬伤，伤处先痒后疼。

处方： 芋头一个

用法： 放灰火內煨至将熟时取出，搗烂敷伤处。

第 九 方

主治: 毛虫咬伤。

处方: 王不留子

用法: 研成細粉，冷开水調敷伤处。

第 十 方

主治: 蝎子螫伤痒痛，或肿胀，或自覚全身疼痛。

处方: 胆矾二分研細粉

用法: 醋調敷伤处。

五、魚 刺 卡 喉

主治: 吃魚时不慎，魚刺卡喉， 咯 之 不出，嚥之不下。

处方： 山查糕

服法： 加白糖慢慢嚼嚥，魚刺可下。

六、百虫入耳

第一方

主治： 虫入耳內，堵塞耳窍，痒痛难忍。

处方： 猫尿

用法： 用大蒜擦猫鼻取尿，滴入耳內，虫即自出。

第二方

主治： 虫入耳內。

处方： 公鸡冠上鲜血

用法： 針刺公鸡冠取鲜血，滴入耳內，虫即自出。

常見疾病急救法

· 白页 ·

常見疾病急救法

一、中风（脑溢血）

中风是由于高血压脑血管硬化破裂出血，其誘因常系由于剧烈运动或受到剧烈震动或因情感过度兴奋而突然发生的。中风时有昏迷、瘫痪、脸色潮紅、口閉不开、小便自遺等症状。輕微的可逐漸恢复或仅遺留偏瘫症状，严重的有生命危险。这种病一般多見于中年以上的人，病人的体质一般都很肥胖，脸色紅潤，頸短。

急救方法：

一、凡中风猝倒、人事不省、痰涎壅盛、口閉不开、脸紅、气粗、大小便閉結的，应迅速使他仰臥在床上，并将头部垫高，用通关散少許吹入鼻孔取嚏，并用南星一錢五分，冰片二分半研末，頻擦左右两側臼牙，牙关即开。然后用稀涎散二錢，以溫酒調化后緩緩灌下探吐，并內服苏合香丸三、四分，即可逐漸清醒过来。如仍不甦醒时，可用針刺十宣穴出血，再在百会、人中、涌泉等穴各刺一針，即可清醒过来。

二、凡中风猝倒、口开酣睡、汗出如珠、肢厥脉散、大小便自遺的，急用艾炷放在关元、气海穴灸二、三十壯，再灌服参附湯，或用三生飲三至五錢加人参五至八錢煎湯灌服（如无人参，可以加倍的党参代之，下同）。

附　方：

通关散

葯物組成： 猪牙、北細辛、皂角（去皮弦）、薄荷、雄黃各一錢

用法： 上葯共研細末，每次用一、二分吹入鼻孔，即发生噴嚏。

稀涎散

葯物組成： 皂角四个（去皮弦）
明矾一两

服法： 研为粉末，每服用五分至一錢，开水調灌。

苏合香丸

是一种中成葯，中葯店售。

参附湯

葯物組成： 人参、熟附各五錢

服法： 水煎服。

三生飲

葯物組成： 生天南星一两　生川烏（去

皮）五錢　生附子五錢　木香二錢

服法：共研細末，用上药三至五錢加生姜煎湯灌服。

附　　注：

根据中医学說，中风在临床上可分为閉症与脫症两种。閉症属实，症状是牙关紧閉、两手拳握、大小便閉結等。脫症属虛，症状是口开酣睡、肢厥汗出、大小便失禁等等。由于病情不同，因而在救治方法上也有所差別。上述第一种急救法是針对閉症的，第二种急救法是針对脫症的。

二、閉　　症

閉症多因猝中邪恶或惊恐、郁怒、气逆所致。症状有头目眩暈、神昏、肢厥、气粗、脉伏、猝倒、牙关紧閉等。

急救方法：

一、閉症昏迷牙关紧閉的，用通关散(方見中风)吹入鼻中催嚏，并用烏梅和冰片研末，擦病人的牙齿，患者的牙关即开。

二、用銀針（三稜針也可以）刺人中穴，并在十宣穴速刺出血。

三、用香附四两　食盐四两　合炒至极热，用新布包好熨胸部十多分钟即甦。

四、閉症气道不通呼吸困难的，先以麝香少許用开水送服，再用生姜一斤 搗烂，分成两半用布包好，放在籠內蒸热后，用这两个布包互相替換地在患者胸及背部尽量摩擦，气道即通。

附　注：

閉症属实，跟虛脫恰恰相反。虽然其

症状也是猝然昏倒，但具体病情却有明显的区别，因而其救治方法也不一样。上述所用通关开窍、針刺放血、葯熨胸部等法，对于閉症猝倒，具有救逆回甦的作用。

三、虛　脫

虛脫原因虽多，但总不外是由于身体极度虛弱而引起的。如久病心力衰弱，吐泻、暴汗后水分消失，或大量出血，性交过度等，都会造成虛脫。症状有突然昏倒、人事不知、四肢厥冷、大汗淋漓、呼吸浅弱、脉微細等。

急救方法：

一、用艾炷灸关元、气海、百会、神闕、三阴交、命門等穴数十壮，并針刺人中穴，就能止汗，体温和神志也将逐渐恢复。

二、虚脱晕倒、肢厥汗出的，用人参、熟附各五錢，水煎灌服。

三、虚脱四肢逆冷、气喘汗出的，用熟附一两，白术、干姜各五錢，木香一分，水煎，待凉后灌服。

注意事項：

一、虚脱晕倒的，应速将其脚部垫高，让他卧于床上，幷盖上棉被以保持体温。除施术外，同时应尽量使他安静休息。

二、如因大量出血引起虚脱的，应立刻予以止血，然后再按上述方法进行急救。

附　　注：

虚脱原因主要是由于心力衰竭和血压

降低等而引起的。因此，在急救方法上，首先应以强心兴奋为主。上述艾灸关元、气海、神阙等穴，具有回阳救厥作用，所用参附等葯品，有振奋全身机能，增高血压的效果，所以对肢厥汗出，脉細昏迷等暴脱症状，能够迅速救治。

四、痧　　气

痧的种类甚多，有暗痧、悶痧、絞腸痧等。其原因系感染疫厉之气而引起的，发病和传变都很快，出現的症状也很复杂。开始时有寒热、头痛、胸腹胀疼、呕吐、下泻，或手足痲木、指甲青紫，或咽喉肿痛、神志昏迷等症状，死亡很快。

急救方法：

一、痧初起时，可用銅錢或刮舌板蘸

食油刮患者背脊两側及頸部、胸肋、肩臂等处，使皮肤引起充血，再以棉布或头发蘸食油涂擦。腹部則用食盐摩擦。操作时須由上而下地进行。

二、痧症严重时，出現靜脉怒张郁血的，急用銀針（不銹鋼針）挑刺委中、十宣等穴和各部靜脉郁血处，使之出血。如挑刺无血而病人神志昏迷时，可用食盐或明矾二、三錢溶化在开水里，待冷后灌服取吐。

三、痧症除用上述方法处理外，可兼用太乙紫金錠、痧葯蟾酥丸之类葯品。

附　　方：

太乙紫金錠

是一种中成葯，中葯店售。

痧药蟾酥丸

药物組成： 蟾酥、硃砂各五錢

雄黄、茅术各一两

丁香、牙皂各三錢 麝香一錢

制法： 先将蟾酥用烧酒溶化，再将各药研末和入搗匀，制成芝蔴大的药丸，外以辰砂为衣。

服法： 成人每服七粒，小儿酌减。服时将药放在舌上，以溫开水送服。

附　注：

痧气为中医临床上一种症候名称，在西医书籍中未見記載，它的見症范围很广，常夹杂于許多时疫外邪病里而发生的。它的症候一般是发病症状很急、很突然，肢体出現青筋、神志昏迷、指甲青紫、胸悶呕吐、腹痛、肢麻，死亡迅速。根据这种情况来看，似系因热性病达某种程度时引起神經血管及胃腸系統的机能紊乱和內脏郁血症候。疗法：輕的用針刺放血、刮痧放痧，使体表充血而舒暢神經，緩解內脏郁血；重的用芳香、辛散、强心兴奋、驅邪的方剂救治。

五、中暑、中热

中暑多在夏季，通常是在烈日下长时間的劳动或旅行中发生的。开始时有头痛、眩暈、四肢无力、噁心、呕吐、体溫升高等症状，继而昏倒、牙关紧閉、面色蒼白、脉搏細微、呼吸浅表、严重的会死亡。在工厂鍋炉边操作时所患的热射病（中热），也是因为高热所致，其急救方法与中暑相同。

急救方法：

一、凡中暑、中热暈倒，脉伏肢冷的，应速用苏合香丸或来复丹研末，以葱蒜煎湯調灌，并以蒜汁滴入鼻中。

二、中暑猝倒、大汗出、气喘、脉散的，为虛脫的危险症状，应速用生脉散灌服。

三、中暑头暈、腹痛、昏倒的，应用指甲重按人中穴，并以三稜針刺曲池、委中、十宣等穴出血。

四、中暑有痧癍現象的（即刮胸壁时肌肉跳起来），可用拑痧癍法救治。

五、中暑甦醒后，用六一散一两冲开水一碗，燉数分钟后，濾出葯汁飲用，以便清热。

附　　方：

来复丹

药物組成： 硫磺、硝石各一两　五灵脂、青皮、陈皮各二两　元精石一两（另研）

制法： 将硫磺、硝石放在鍋內用微火炒热，并以柳木調匀；另将五灵脂、青皮、陈皮研細，和元精石粉一起加入調匀，用醋糊做基质，制成豌豆般大的药丸（此药中药店售）。

生脉散

药物組成： 人参五錢　麦冬（去心）三錢　五味子二錢

服法： 把药品放在砂罐內加水一碗，

211

煎浓汁灌服。

六一散

是一种中成药，中药店售。

附掐痧瘢法：

掐法，是以弯曲的食指和中指，掐夹患者应掐部位的肌肤或腱。掐痧瘢的部位是头部两眉当中、后頸以及胸壁、肚脐周围等处。操作方法，以弯曲的中指和食指蘸油，在施术部位一下一下地夹擰皮肤。用力必須先輕后重，逐漸使局部引起充血。在胸壁两側，分上、中、下三处，可以并排各掐三、四道充血瘢。

常見疾病驗方选

·白页·

常見疾病驗方选

一、止痢消炎散

主治： 腸炎、痢疾。

处方： 黄芩三两 川連三两 葛根一两半
白芍四两 木香二两

服法： 每日两次，每次一錢半。

二、乳炎散

主治： 乳腺炎、痈疽。

处方： 蒌仁三两 大貝二两 乳沒二两
山甲二两 大黃二两 甘草一两

服法： 每日两次，每次二錢。

三、喘咳平

主治： 哮喘。

处方： 炙麻黄三两 桑皮一两半 杏仁一两半
苏子二两 白菓四两 冬花三两
黄芩一两半 甘草一两

服法： 每日两次，每次一錢半。

四、疗瘍止痛散

主治： 胃十二指腸潰瘍。

处方： 海鰾硝八两 胆草三两 大貝四两
內金三两 沉香一两 甘草四两
焦籼三两 陈皮二两 白叩一两

服法： 每日三次，每次一錢半，飯前服。

五、豆 香 散

主治： 消化不良。

处方： 木香一两 三消三两 大豆卷三两
萊菔子二两 陈皮二两 甘草一两

服法： 每日三次，每次一錢半，飯前服。

六、宁 心 散

主治： 风湿性心脏病。

处方： 生地二两 紫草四两 連翘四两 天冬二两
菖蒲八两 党参二两 甘草一两

服法： 每日两次，每次二錢。

七、跌 打 定 痛 散

主治： 跌打損伤。

处方： 归尾三錢 川軍三錢 硼砂三錢 乳沒六錢
血竭三錢 骨碎补三錢 自然銅(煅)三錢
土別虫五錢

服法： 每日两次，每次一錢半。

八、伤 湿 祛 痛 散

主治： 风湿性关节炎。

处方： 黄芪三两 当归三两 川芎二两 木瓜三两
防己三两 秦艽五两 桂枝三两 薏米四两

羌活四两 牛膝二两 桑枝三两 血藤二两

服法：每日两次，每次二錢。

九、肺痨散

主治：肺結核。

处方：生熟地五两 白芍三两 当归三两
白芨二两 川貝二两 別甲三两 元参二两
桔梗一两 沙参四两 麦冬三两 百部二两
貢胶二两 桔紅三两 黄芩一两 甘草一两
冬虫草一两

服法：每日服二次，每次二錢、

十、朴香参白散

主治：脾虚腹胀。

处方：党参三两 川朴二两 木香一两 白术(炒)
三两 焦粬四两 川附子五錢 甘草五錢

服法：每日三次，每次一錢半，飯前服。

十一、鎮肝熄风散

主治： 高血压。

处方： 生地三两 連心一两 菊花二两 磁石四两
珠母四两 紫貝齿二两 玳瑁一两
夏枯草二两 栀子一两 天麻一两
薄荷一两 降香一两 勾籐三两

服法： 每日两次，每次二錢。

附　　註：

“常見疾病驗方选”是天津市汉沽区防治病院在落实毛主席对卫生工作指示，开展合作医疗工作中应用的一部分驗方，同时，他們[redacted]将沿用已久的中葯湯剂改变为粉剂。根据二十多种常見病、多发病1569名病人疗效观察，較服主要葯味相同的湯剂，效果上都有不同程度的提高，患者們反映：方法好，疗效高，省事又节約。

粉剂制法：

将处方中两种以上的单味药混合研軋，也可将单味药分别研軋后再混合攪匀。

服用方法：

用开水冲泡，溫服。

218

红医手册
（常见病中医效方选）

提 要

天津中医学院汇编。

共 459 页，其中插页 12 页，目录 11 页，前言 2 页，正文 434 页。精装本，红色塑料套封。

前言简介了本书编写缘起。天津中医学院广大师生对该校教师的临床经验、临床效方进行了总结。为适应广大“赤脚医生”的需要，推广中草药的治疗应用，编写组把这些临床效方、验方、秘方、单方汇编成册。

本书效方分为传染病方选、寄生虫病方选、内科病方选、肿瘤病方选、妇科病方选、儿科病方选、外科病方选、皮肤科病方选、五官病方选、中毒急救方选 10 类。每方下有主治、处方（组成）、用法等，个别方下还附有药方加减内容。

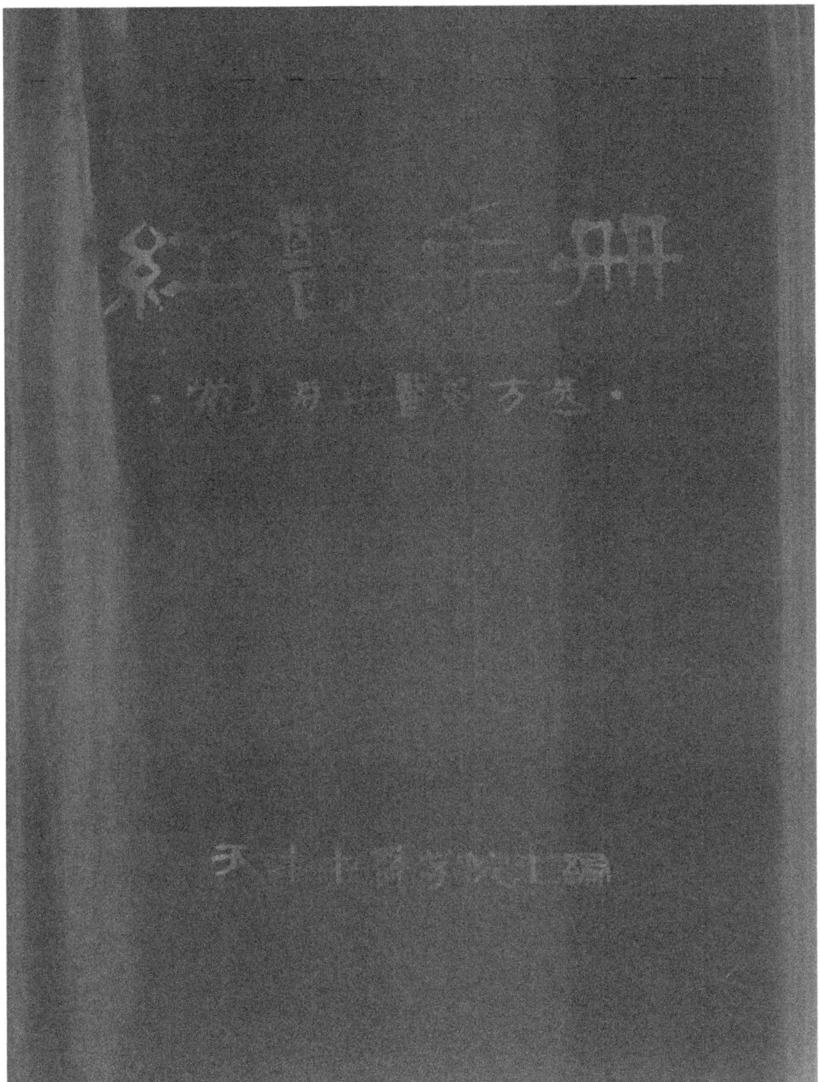

目　　录

一、传染病方选

二、寄生虫病方选

三、內科病方选

四、肿瘤病方选

五、妇科病方选

六、儿科病方选

七、外科病方选

八、皮膚病方选

九、五官病方选

十、中毒急救方选

·白页·

一、传染病方选

伤风感冒方

第 一 方

主治： 四时感冒，发冷发热。

处方： 薄荷叶三两 葛根四两 荆芥四两

用法： 上葯共为細末，每服三錢。如兼見各症，按症用下列葯味，煎湯送下，取汗。

加減： 咳嗽加杏仁、桔梗；痰多加陈皮、半夏；浓黃痰加桑皮、瓜蔞；停食加焦三仙；噁心呕吐加生薑、竹茹；身疼无汗加苏叶或麻黃；头痛加藁本、川芎；咽疼加板兰根、山豆根；小便黃加滑石、甘草；口渴加天花粉；腹痛加木香、良薑；胸胁痛加柴胡、青皮；口苦加黃芩。

第二方

主治： 感冒咳嗽。

处方： 荆芥二錢 苏叶二錢 桔梗一錢半
杏仁三錢 陈皮二錢 半夏二錢
前胡四錢半 甘草一錢

用法： 水煎服。

第三方

主治： 初、中期之流行性感冒发热。

处方： 柴胡四錢 荆芥三錢 条芩二錢
防风三錢 連翘四錢 甘草一錢

用法： 水煎服。

第四方

主治： 感冒风寒、头痛恶寒、发热无汗。

处方： 紫苏叶四錢 鲜生薑三錢

2

用法： 水煎，去渣，加紅糖一两，热服盖被取汗。

第　五　方

主治： 夏月受凉，头痛鼻塞，发热无汗。

处方： 紫背浮萍一两　鮮荷叶三錢
西瓜翠衣四錢

用法： 水煎，去渣服，汗出为度。

第　六　方

主治： 发冷发烧，寒热往来。

处方： 醋柴胡四錢　黃芩三錢

用法： 水煎服。

第　七　方

主治： 伤风感冒，发热、鼻塞、头身痛。

处方： 白菜疙瘩三个　葱白三茎　綠豆一把
冰糖五錢

用法：水煎服，服后取汗。

第八方

主治：感冒。

处方：綠豆一两　赤小豆一两　黄豆一两

用法：水煎内服。水煎时間，以豆不脱皮为度。

第九方

主治：感冒伤风。

处方：大白菜头二、三个　高梁一把

用法：加以适量冰糖，水煎服。

第十方

主治：感冒风寒，发烧怕冷，头痛、身疼。

处方：綠豆一大把　白菜疙瘩四个　冰糖一两

用法：先将前两味煎浓汁，去渣，再加冰

糖，乘热服下。

第十一方

主治： 感冒。

处方： 黑豆一把　带須葱头五枚

用法： 水煎热服。服后被覆取汗。

第十二方

主治： 一般伤风感冒。

处方： 生薑三片　冰糖一两

用法： 水煎，乘热服下。

第十三方

主治： 感冒初起，怕冷、头痛、无汗，四肢酸痛。

处方： 綠豆三錢　連須葱头五个　生薑三片

用法： 水煎，乘热服下。

第十四方

主治： 伤风感冒，烧冷无汗，身紧而痛。

处方： 好茶叶五錢　冰糖一两

用法： 上二味用白开水冲，浸泡半小时，趁热服下，取微汗。

第十五方

主治： 流行性感冒。

处方： 西河柳三錢　霜桑叶三錢　生薑三片

用法： 水煎去渣，乘热服下，每日早、中、晚各一次，微出汗。

第十六方

主治： 感冒发热。

处方： 白芥子三錢　雞蛋淸两个

用法： 将白芥子研为細末，用雞蛋淸調匀，分为两份，敷在两脚心，一小

6

时后取下。

第十七方

主治：伤风感冒。

处方：大蒜数个

用法：将大蒜剥去外皮，切成条形或圆柱形，塞入鼻孔中，約二十分钟取下，每天上、下午各一次；或将蒜捣烂取汁滴入鼻孔中，每次二、三滴，早、中、晚各一次，輕症两天即愈。

痲疹方

第一方

主治：痲疹不出或出而不透。

处方：鮮芫荽（香菜）一两

用法： 上葯用水煎湯，趁热将毛巾浸入湯內，稍擰干，擦洗患儿头面、胸腹部。

第二方

主治： 疹出不透或疹未出齐。

处方： 鲜芫荽四两　热黃酒二两

用法： 将芫荽洗凈連根带叶搗烂，擰取其汁，再兌入热黃酒，用毛巾蘸汁擦小儿鼻稜两旁、两太阳穴、两肘弯、两腿弯等处。

第三方

主治： 疹出不快，閟閉不出或旣出又隐沒者。

处方： 鲜西河柳一两　鲜芫荽一两

用法： 上二味用酒、水各半两，煎五、六沸，先薰蒸口鼻，再用毛巾蘸葯液擦四肢、胸腹。

8

第　四　方

主治： 痳疹隐伏，久不透出。

处方： 紫背浮萍三两　食盐少許

用法： 上二味放入鍋內炒热，用青布包好，乘热擦患儿前后心、两手腕、两腿弯等处。用之不过一、二次，疹即透出。擦时要注意往上提着擦，不要来回擦。

第　五　方

主治： 痳疹不出，高烧便燥，疹发紫色，隐伏不出。

处方： 地丁六錢

用法： 水煎，連續溫服。以疹出为度。

第　六　方

主治： 暑天痳疹，高热不退。（非暑天不

可用）

处方： 浮萍一两

用法： 用开水浸泡，乘热敷在肚脐上，保持两小时。如热未退时，可另换新的再敷，热即可退。

第七方

主治： 痲疹。（热毒重，疹色青紫，疹粒摸之如刺，煩躁，形寒恶热，舌紅絳，甚則神昏）

处方： 藏紅花一錢五分 紫草二錢 鮮芦根一两 大青叶五分 犀角粉一分（此为一周岁以下量，一周岁以上酌增）

用法： 前四味葯加水三百毫升，煎取一百五十毫升，頻頻飲服。犀角粉用上葯汁分两次送服，以疹出快，神清煩減，疹色鮮紅为佳。

第　八　方

主治： 高热煩渴或神昏，疹色紫赤而暗。

处方： 生石膏四錢　知母一錢五分　元参二錢　甘草五分

用法： 水煎服。

第　九　方

主治： 疹毒入心。（証見疹点驟回，身热神狂，煩躁不安，汗出，两目直視，状若抽风样）

处方： 犀角粉一至二分（周岁小儿用量）

用法： 用水調服。服葯約半小时后，即見患儿疹点复透皮外，神静热緩。

第　十　方

主治： 疹后持續低热不退。

处方： 地骨皮三錢　知母一錢　沙参一錢

桑白皮二錢 茯苓一錢

用法：水煎服。

第十一方

主治：痲疹出后腹泻。

处方：白扁豆三錢 石斛二錢 滑石二錢
木通一錢 甘草五分

用法：水煎服。

第十二方

主治：痲疹出后，高热不退，併发肺炎。

处方：生石膏六錢 痲黄一錢 杏仁二錢
竹叶二錢 牛蒡子二錢 貝母二錢
甘草一錢

用法：水煎服。

第十三方

主治：疹后咳嗽。

处方：桑白皮五錢 冰糖二两

用法：水煎分三次服完，早、中、晚各一次。

第十四方

主治：預防痲疹。

处方：小儿脐带一个（脫落后阴干、焙黄）
砞砂五分

用法：上二味共为細末，分作三、五份，用金銀花三錢，煎湯送服。

白喉方

第一方

主治：白喉。

处方：生地三錢 連翘五錢 元参四錢
黄芩三錢 大青叶三錢 甘草一錢

用法： 水煎服。每日一剂，重者两剂。

第 二 方

主治： 白喉。

处方： 鲜杜牛膝根适量

用法： 用杜牛膝根茎叶全草捣烂，擰汁漱口或水煎服。

第 三 方

主治： 白喉。

处方： 五倍子适量

用法： 五倍子用砂鍋微炒，研为細末。用竹管将药吹在喉內，一日三次，以愈为度。（局部治疗有灭菌防腐作用）

百日咳方

第一方

主治： 百日咳。（陣发性痙攣性咳嗽，每咳即吐，眼瞼浮肿，舌苔滑潤，口不渴）

处方： 百部三錢　清半夏三錢　葶藶子一錢半
黄芩二錢　桑白皮二錢　杏仁二錢
伏龙肝五錢

用法： 水煎服。（伏龙肝即灶心土，先将伏龙肝熬水，澄清后去渣，以水煎葯）

第二方

主治： 百日咳。（陣咳，涕泪交流，口干欲飲，小便黄，大便秘結）

处方：麦冬三錢 天冬三錢 百部三錢
竹茹三錢 橘紅二錢 清半夏二錢
瓜蔞皮仁各二錢 紫苑三錢 梔子二錢

用法：水煎服。

加减：咳血者加白茅根五錢。

第三方

主治：百日咳。

处方：芦根一两 桃仁二錢 冬瓜子四錢
百部三錢 沙参三錢

用法：水煎，一日三次分服，日一剂，連服五、六剂。

加减：面部浮肿者加葶藶子三錢；痰中带血者加白茅根三錢。

第四方

主治：百日咳。

处方：百部六錢 鮮沙参五錢 天竺黄三錢

制半夏二錢

用法：水煎服。

第　五　方

主治：百日咳。

处方：鮮姜四錢　川貝五錢　蜂蜜四两

用法：将鮮姜搗烂如泥，川貝研細面，二味和蜂蜜合一起，放在沙鍋內熬成膏。每次一湯匙或用乳汁調服，每日三次，至愈为止。

第　六　方

主治：百日咳。

处方：川貝母一錢　雞蛋一个

用法：先将貝母研細面，雞蛋尖穿一小孔，再把貝母面裝在蛋內攪勻，外边用干净紙封好，放入鍋內蒸熟。剝皮吃下，輕者每日一次，重者早、晚各一次。飯后吃，至愈为止。

第七方

主治： 百日咳。（不論新久，均可使用）

处方： 大蒜二枚 白糖一两

用法： 将大蒜去皮搗烂，冲开水一杯，調入白糖，一天分四、五次服完，連服四、五剂。

第八方

主治： 百日咳。（陣咳厉害，无併发症）

处方： 雞胆汁若干

用法： 取雞的鮮胆汁，加适量白糖調成糊状，一岁內每天服四分之一；二岁至三岁每天服二分之一；三至五岁每天服一个；五至七岁每天服二个；七至十岁每天服三个。以上都分两次于飯后服完。

第 九 方

主治： 百日咳久治无效。

处方： 新鲜鸡蛋　百草霜（即鍋底灰）适量

用法： 雞蛋煮熟后去外壳，蘸百草霜口服每日一个，連服三——五个即可見效。

第 十 方

主治： 百日咳。

处方： 甜梨一个　　硼砂四—五分

用法： 将梨去核納入硼砂蒸熟食之，每日一个，四、五天可愈。

第 十 一 方

主治： 百日咳。

处方： 石膏一錢　金礞石一錢　月石五分
海浮石一錢　川貝三錢

用法： 上葯共研細末，每服二錢。带哮者加苏子、麻黄、杏仁、甘草各三錢。

第十二方

主治： 百日咳。

处方： 川貝母为末（一至三岁者錢半，三岁以上者三錢）冰糖少許

用法： 上二味用米湯冲調，分二次溫服，早、晚各一次，連服一周。

第十三方

主治： 百日咳。

处方： 百部草末三錢　冰糖少許

用法： 上二味水煎，分两次溫服。早、晚各一次，連服一周。

第十四方

主治： 百日咳。

处方： 蚱蜢若干

用法： 上药晒干，研末。每日煎服二十至三十克。

流行性腮腺炎方

第一方

主治： 腮腺炎。

处方： 蝉蜕二錢 生地三錢 銀花四錢
柴胡二錢 黄連錢半 連翘三錢
黄芩三錢 丹皮三錢 牛蒡子三錢
赤芍三錢 大黄二錢

用法： 水煎服。

第二方

主治： 流行性腮腺炎。

处方： 夏枯草一两 蒲公英五錢 大青叶五錢

用法：水煎顿服。

第三方

主治：流行性腮腺炎。

处方：地丁一两 蒲公英一两 薄荷一钱

用法：水煎服。

第四方

主治：流行性腮腺炎。

处方：防风三钱 葛根三钱 銀花四钱
连翘三钱 当归三钱 牛蒡子三钱
乳香二钱 没药二钱 蝉蜕四钱

用法：水煎服。

第五方

主治：流行性腮腺炎。

处方：金銀花五钱 連翘三钱 地丁五钱
板兰根一两

22

用法： 水煎服。

第　六　方

主治： 流行性腮腺炎。

处方： 荆芥三錢　薄荷三錢　銀花三錢
連翘三錢　黄芩二錢　板兰根四錢

用法： 水煎服。

第　七　方

主治： 腮腺炎。

处方： 紫地丁二錢　浙貝二錢　夏枯草三錢
山慈菇三錢　昆布二錢　牛蒡子二錢
柴胡一錢　丹皮二錢　連翘二錢
青黛二錢　銀花二錢　薄荷錢半

用法： 水煎服。

加減： 肿硬不消加海藻三錢。

第八方

主治： 腮腺炎。

处方： 青黛适量 雞子清适量

用法： 以雞子清調青黛，涂于局部，每日連續几次，直至肿消痛止。

（如有发热，同时服銀翹散加大青叶、蒲公英水煎服。每日一剂，連續三—五剂）

第九方

主治： 流行性腮腺炎。

处方： 韮菜一斤 盐少許

用法： 将韮菜搗烂，擰取汁加入少許食盐，調和均匀，分成三份，抹在患处，干后再换，一、二日即愈。

第十方

主治： 流行性腮腺炎。

处方：赤小豆六十粒

用法：将赤小豆搗烂，合以溫水（或用鸡蛋清更好），調成糊状，摊布上敷于患处，廿四小时后除去。一般敷一次即愈。

第十一方

主治：流行性腮腺炎。

处方：馬齿莧一把

用法：搗烂敷患处。

第十二方

主治：流行性腮腺炎。

处方：青黛粉适量

用法：用醋調糊状敷患处。

第十三方

主治：流行性腮腺炎。

处方：野菊花适量
用法：捣烂敷患处。

第十四方

主治：流行性腮腺炎。
处方：鲜侧柏叶若干　活蚯蚓数条
用法：侧柏叶捣烂，和活蚯蚓共捣泥状，外敷患部。

第十五方

主治：流行性腮腺炎。
处方：鲜侧柏叶四两　鸡蛋清一錢　白矾三錢
用法：上葯捣烂成糊状，外敷患部，一日二次。

第十六方

主治：流行性腮腺炎。
处方：大个癞蛤蟆（活的）一个

用法： 用香墨（約一两重）从蛤蟆口中插入腹內，吊在阴凉处阴干。用时以墨蘸凉水研浓，毛笔蘸涂患处。

第十七方

主治： 腮腺炎。

处方： 蒲公英一两

用法： 搗碎，用鸡子清調涂患处。

第十八方

主治： 預防腮腺炎。

处方： 板兰根一两 紫草五錢 連翘四錢 甘草一錢

用法： 上葯煎取浓汁，周岁小孩每次服十五毫升至二十毫升，日服二次，可收到預防效果。

流行性脑脊髓膜炎方

第一方

主治： 流行性脑脊髓膜炎。

处方： 連翘一两 貫仲一两 云母石五錢

（五岁以下者酌減）

用法： 水煎服。每日一付，分六次服，每四小时一次，至体溫下降，症状消失，四天后停葯。

加減： 头痛剧烈加生石膏一至二两；头項强直加葛根三錢、鈎藤五錢；大便秘結加元明粉三錢、大黃三錢；昏迷譫語加至宝丹每日一粒，或以苏合丸、牛黃淸心丸代之。昏迷不醒加安宮牛黃丸。

第 二 方

主治：流行性脑脊髓膜炎。

处方：殭蚕一两　人言五錢　巴豆六个

桃仁一两　大枣一斤　独头蒜二枚

用法：上葯共搗烂，外敷头頂和两太阳穴，以出水泡为止，如敷不出水泡，再加斑蝥三个，同时內服第一方。

伤 寒 方

第 一 方

主治：伤寒。

处方：鲜茅根六斤　生石膏三斤

用法：上葯加水十八斤，煎成六斤，加黃連酊三百毫升，成人每次服十五至二十毫升，一日三次，小儿量酌减，六天为一疗程，連續服用。

第二方

主治： 伤寒。

处方： 鮮馬齿莧五斤（干的一斤）

用法： 上药加水十五斤，煎成五斤，加黄連酊一百五十毫升，成人每次服十至十五毫升，一日三次，小儿量酌减，六天为一疗程，連續服用。

第三方

主治： 伤寒。

处方： 黄連适量

用法： 上葯研末，装入胶囊。每日服0.6克，每日三次，用黄芩七錢，煎湯送下。

痢疾方

第一方

主治： 痢疾挾表。

处方： 佩兰三錢 銀花四錢 連翘三錢
杭白芍六錢 当归四錢 川連二錢
地榆三錢 檳榔片三錢 木香三錢
山楂三錢 葛根三錢

用法： 水煎服。

第二方

主治： 痢疾初起。

处方： 鮮大薊一把

用法： 搗烂如泥，加白糖三两，开水冲，一次服下。

第三方

主治： 痢疾初起。

处方： 蘿蔔（連纓）紅糖各适量

用法： 将蘿蔔搗烂擰汁，加糖一次服下。

第四方

主治： 阿米巴痢疾。

处方： 白头翁四錢 秦皮五錢 杭白芍四錢
苦参三錢 檳榔三錢 木香三錢 黃柏四錢

用法： 水煎服。

第五方

主治： 阿米巴痢疾。

处方： 鴨胆子二十粒或二十五粒

用法： 将鴨胆子外皮去掉，以龙眼肉包裹，一次服，白开水送下，連服三日。（可装胶囊服）

32

第　六　方

主治：赤痢。

处方：秦皮三錢　白头翁三錢　生地榆三錢
杭芍五錢　当归三錢　黄柏三錢　檳榔三錢
木香三錢　川連三錢　生山楂三錢

用法：水煎服。

第　七　方

主治：热性痢疾，日数十次，血多脓少，口渴心煩。

处方：黄連一錢　黄柏二錢　木香二錢
秦皮二錢　銀花炭四錢　白头翁三錢

用法：水煎服。

第　八　方

主治：血痢。

处方：山楂炭一两　肉桂二錢　紅糖一两

用法：前二味研末，入紅糖，开水調服，一日一次。

第九方

主治：細菌性痢疾。

处方：馬齿莧四錢　白槿花三錢

用法：水煎服。

第十方

主治：紅痢。

处方：鮮馬齿莧一大把　鸡蛋一个

用法：将馬齿莧搗烂取汁，和鸡蛋調匀，空腹时一次服下。如不愈，次日可再服一次。

第十一方

主治：痢疾。

处方：馬齿莧一两　糖三錢

用法： 将馬齿莧煎湯，用糖调服。

第十二方

主治： 痢疾。

处方： 鲜馬齿莧一斤

用法： 加水一千毫升，煎成五百毫升，每日四次，每次五十毫升，連服七天。

第十三方

主治： 白痢。

处方： 大蒜头一个 生姜三片

用法： 水煎服。

第十四方

主治： 痢疾。

处方： 青茶叶（素茶）一两

用法： 开水沏一茶杯（加盖悶浓），一次飲下。

第十五方

主治： 赤白、新久痢疾。

处方： 蘿蔔一个 生姜一两 蜂蜜一酒杯
细茶一錢

用法： 擰取蘿蔔自然汁二酒杯，姜汁一酒杯，将細茶浓煎一茶杯，四味合匀，一日分两次服下。

第十六方

主治： 痢疾。

处方： 黄柏 白头翁各等分

用法： 上药共研細末，每日早、晚各服四錢。

第十七方

主治： 赤痢。

处方： 白头翁一两 紅白糖各三錢

用法： 将白头翁煎湯，加紅白糖調服。

第十八方

主治： 痢疾。

处方： 地榆三錢 樗根白皮三錢

用法： 水煎去渣，空腹时一次溫服。每日一次，連用三天。

第十九方

主治： 痢疾。

处方： 蜜炒山楂五錢

用法： 水煎調紅糖一两服下，每天服三、四次，連服三日。

第二十方

主治： 血痢。

处方： 山楂二两 茶叶少許 生姜少許

用法： 水煎，調紅糖服下。

第二十一方

主治： 噤口痢。

处方： 吳茱萸六錢

用法： 上葯研細末，用醋調勻，敷在两足心，一小时后取下，每天一次，連用二、三次。

第二十二方

主治： 噤口痢。

处方： 石蓮肉三两

用法： 放在砂鍋內炒焦，研为細末。每晚服三錢，連服数天，米湯送下。

第二十三方

主治： 血痢、疫痢。

处方： 白头翁八錢　秦皮三錢　黃連三錢　黃柏三錢　鴉胆子四十粒

用法： 将鴨胆子去皮取仁，放入胶囊內，余葯以水煎成二茶杯，每次服一杯，送鴨胆子二十粒。

第二十四方

主治： 紅白痢。

处方： 艾叶三錢　干姜二錢　蘿菔子五錢

用法： 水煎服。

第二十五方

主治： 赤白痢疾。

处方： 焦山楂一两　生姜汁少許

用法： 将山楂水煎后，加姜汁和糖适量，溶化后服下。如未愈可再服一剂。

第二十六方

主治： 赤白痢疾。

处方： 独头蒜适量（一头至二头）

用法： 将蒜捣如泥状，用布包好复在肚脐上，或敷两脚心上，觉有微痛时取下。

第二十七方

主治： 赤白痢疾。

处方： 山楂炭五錢　大蒜一头

用法： 二味共捣成泥，貼在肚脐上，一小时后取下。如未愈，可貼第二次。

第二十八方

主治： 赤痢。

处方： 黄連四錢　地楡三錢五分

用法： 上二味水煎两次，合併后分两次服，早、晚各一次連服三天。如无黄連可用黄柏三錢代之。亦可配成丸葯，用黄連一两、地楡一两炼蜜为丸，成人每服二錢，病重者用三錢，白开水送下。

第二十九方

主治： 赤白痢疾或毒痢。

处方： 金銀花一两 香連丸（成葯）三錢

用法： 将金銀花煎湯，送服香連丸，每日二次。

第 三 十 方

主治： 痢疾。

处方： 大蒜一头（独头蒜更好）.

用法： 大蒜放在鍋內慢火烧（以外焦內熟为度），嚼食之。

第三十一方

主治： 中毒性痢疾。（証見高烧、昏迷、抽风、呕吐者）

处方： 神犀丹（成葯）一錢——一錢半

用法：将上药用白开水調冲服下。小儿酌减。

第三十二方

主治：疫痢。

处方：黃連一錢五分

用法：上药研末分三次吞服，每四小时一次，連服五天，至大便恢复正常为止。

第三十三方

主治：赤白痢疾。

处方：旱蓮草四两　糖一两

用法：水煎服。

第三十四方

主治：赤白痢疾腹痛。

处方：黃連六錢　吳茱萸四錢

用法： 二葯共炒，去吳茱萸不用，将黃連研成細粉，每晚服錢半，白水送下，連服三、四天。

第三十五方

主治： 痢疾腹疼。

处方： 木香三錢 黃連三錢

用法： 共为細末，每服一、二錢，白水送下。

第三十六方

主治： 赤白痢疾腹痛。

处方： 白芍三錢 砂仁一錢五分

用法： 水煎去渣，一次服下。

第三十七方

主治： 白痢。

处方： 杭白芍八錢 当归五錢 川連二錢 萊菔子四錢 生地榆三錢 黃柏三錢

生山楂三錢 木香三錢 檳榔片三錢

用法：水煎服。

第三十八方

主治：虚性久痢。

处方：炒白朮三錢 生山葯四錢 阿胶二錢
川連一錢五分 生地榆三錢 烏梅四錢
檳榔片三錢 杭芍五錢 木香三錢
赤石脂三錢

用法：水煎服。

第三十九方

主治：虚寒痢疾。

处方：黑大豆八錢(先煎) 米壳三錢 杭芍二錢
生地榆三錢 干姜一錢五分 炙草二錢

用法：水煎服。

第四十方

主治： 痢疾。

处方： 臭椿树根皮半斤

用法： 研极細末，水泛为丸，滑石粉为衣。每服二錢，米湯送下，每日早、晚飯前各服一次。

第四十一方

主治： 久痢。

处方： 赤石脂五錢　干姜二錢

用法： 水煎服。

第四十二方

主治： 赤痢經久不愈者。

处方： 老枣树皮一两

用法： 上药烧成灰，軋成細末。每次服三錢，白开水送下，早、晚飯前各服一次。

第四十三方

主治： 久痢。

处方： 酸石榴皮五錢

用法： 水煎服，每日一次，連服三天。

第四十四方

主治： 久痢。（初起者不宜用）

处方： 明矾三錢

用法： 上葯用水冲开，三等分，早、中、晚各服一份。

第四十五方

主治： 久痢不止。

处方： 火腿骨头若干

用法： 将火腿骨置炭火上煆焦枯，存性，研成細末。空腹加紅糖适量，調服。

46

忌食生冷及不易消化食物。

第四十六方

主治： 泄泻。

处方： 山驴驹大腿（山蝈蝈类）

用法： 上药置新瓦焙干，研末。每次两条大腿，儿童减半，开水送服。不能多用，以免大便干燥。一般一次即愈。

传染性肝炎方

第　一　方

主治： 急性黄疸型肝炎。

处方： 茵陈蒿四錢　生栀子三錢　生大黄二錢　丹皮三錢　广郁金三錢　泽泻三錢　猪苓三錢　京三棱三錢　板兰根三錢　紫丹参三錢

用法：水煎服。

加减：身发冷热加銀花三錢、連翘四錢；黄疸較重，巩膜皮肤皆黄，噁心不思食，大黄可加重四—五錢，使大便每日溏泻三—四次，两三日后，再将大黄减至二錢至二錢半；胁痛者加五灵脂三錢、沒葯三錢。

第二方

主治：黄疸型肝炎。

处方：茵陈六錢 猪苓三錢 苡仁五錢
山栀一錢半 蒼朮三錢 泽泻三錢

用法：水煎服。

加减：胁痛加川栋子、元胡、郁金；消化不良加內金、三仙；身热加生石膏、黄芩、青蒿；便秘加瓜蔞、元明粉；腹胀加枳实；胸悶加川朴、枳壳；气虚加黄芪、山葯。

第三方

主治： 无黄疸型肝炎。（肝胆郁型）

处方： 金銀花四錢 青連翘三錢 生栀子三錢
板兰根四錢 粉丹皮三錢 京三棱三錢
紫丹参三錢 姜黃三錢 枳壳三錢

用法： 水煎服。

第四方

主治： 无黄疸型肝炎。（阴虛型肝炎）

处方： 何首烏三錢 紫河車二錢 生杜仲四錢
炒白朮三錢 生山葯三錢 生栀子三錢
京三棱三錢 姜黃三錢 青皮三錢
郁金三錢 吉林参五分（冲）琥珀三分（冲）

用法： 水煎服。

第五方

主治： 无黄疸型肝炎。（气虛型肝炎）

处方： 黄芪四錢 白朮三錢 生山药四錢
蓬莪朮三錢 生梔子三錢 郁金三錢
丹皮三錢 大腹皮三錢 木香三錢
紫丹参二錢

用法： 水煎服。

第六方

主治： 无黄疸型肝炎。（脾虚型肝炎）

处方： 炒白朮三錢 生山药三錢 三棱三錢
广郁金三錢 枳实二錢 砂仁二錢
茯苓三錢 生梔子三錢 厚朴三錢
大腹皮四錢

用法： 水煎服。

加减： 1.肝脾肿大者以活血化瘀为主，原方可加重活血化瘀药量，也可加赤芍、桃仁、紅花之类。

2.脾肿大加鳖甲八錢、青皮四錢、水紅花子四錢。

50

3.胁痛加五灵脂三錢、明沒葯三錢、元胡二錢。必要时可用犀黄丸一錢半送服。

4.失眠者加远志三錢、琥珀五分(冲)、南星三錢、鈎藤四錢。

5.黄疸者加茵陈三錢、大黄二錢。

6.胆紅质高加茵陈蒿湯。

7.轉氨酶高加青黛五分、冰片四厘同研冲服。

8.麝香草酚混浊度高加人参面四分、麝香三厘、安息香四厘同研冲服。

9.蛋白倒置加人参面五分冲服。

第 七 方

主治: 传染性肝炎。

处方: 茵陈一两 連翘三錢

用法: 开水冲葯代茶每天三次,連服七天。

第八方

主治： 传染性肝炎。

处方： 茵陈六錢　大黄三錢　栀子三錢

用法： 水煎服，每天一次。

第九方

主治： 黄病。

处方： 皂矾　核桃仁　白面各二两　百草霜少許
蜂蜜五錢　小枣二两（去核）

用法： 前二味研細末与面共炒，合百草霜、枣蜜为丸，如黄豆大。每服九丸，早、晚各一次。（忌无鳞魚、牛、羊、驴肉）

第十方

主治： 黄疸，皮肤发黄。

处方： 公丁香八分　母丁香七分　苦丁香七分

用法： 用小黄米半盅，同上药微炒后共研細末，吹入鼻內，每日吹一次，連用三日。

第十一方

主治： 传染性肝炎。

处方： 茵陈一两 菊花五錢

用法： 开水冲药代茶，每天服两次，連喝四、五天。

第十二方

主治： 黄疸，全身发黄。

处方： 青黛七分 白矾七分 朱砂一錢四分

用法： 共研細末，分七包。每包加一个鸡蛋清，每天服一包，开水冲服。

第十三方

主治： 黄疸，皮肤和白睛发黄。

处方： 甜瓜蒂三錢

用法： 将瓜蒂放在砂鍋內焙黃，研为細末，加水制成丸，如黃豆大。每次一丸，納入鼻孔內，用棉球塞住鼻孔，待感覚到鼻內有水，去棉球流出黃鼻涕，每天用两次。

第十四方

主治： 黃疸。（皮肤面目发黃，右胁隐痛，身热煩渴等）

处方： 苦丁香六錢

用法： 将丁香放在鍋內炒黃，研为細面，吹进鼻內，每日一次，每次吹二錢（或酌量），然后吸之，吸入后一小时，鼻內流出黃水是見效之征，連用三天見效。

54

第十五方

主治： 黄疸，全身皮肤发黄、小便黄。

处方： 麦苗二斤

用法： 将麦苗捣烂，絞汁分六次喝下，每隔一小时喝一次。

第十六方

主治： 无黄疸性肝炎，小儿生理性肝大，营养不良性肝大及初、中期肝硬化。

处方： 猪脊椎骨一斤（打碎） 米醋二斤 紅白糖各四两

用法： 上三味放鍋內不加水，煮沸半小时过滤，成人每次服半食匙，每日三次，食后服下，連服一至三个月。

第十七方

主治：新久黃疸。

处方：黃柏树枝二两　紅枣四两

用法：上葯加水同煎，去黃柏树枝，吃枣喝湯。三次見效。

瘧疾方

第一方

主治：瘧疾。

处方：常山三錢　草果三錢　檳榔三錢
柴胡三錢　桂枝三錢　杭芍三錢

用法：水煎，病发作前两小时服。

第二方

主治：新久瘧疾。

处方： 綠瓤黑豆49克 紅砒5克 明雄黄5克

服法： 黑豆去黑皮搗烂，合砒、雄黄共搗为泥，匀成三十丸。每次一粒，病发前二、三小时服，連服二——三日。

第 三 方

主治： 疟疾。

处方： 鴉胆子仁十粒

用法： 取四个龙眼肉分包鴉胆子，飯后一次服下，一天三次，連服三天。发作已控制，可将剂量减半，每次吞服五粒，每天服三次，再連服三天。

第 四 方

主治： 疟疾。

处方： 肥大牛膝一两半

用法： 上葯制成細末，用水、酒各三两煎剩二两，去渣。在疟疾发作前两小时服下，三——五剂見效。

第五方

主治： 疟疾。

处方： 辣椒子三十粒（未成年者减半）

用法： 每天早晨空腹时服下。連服四天为一疗程。

第六方

主治： 疟疾。

处方： 白丁香叶若干

用法： 将丁香叶晒干研末。成人每付四分，分两次服，第一次在发作前三小时服下，第二次在发作前一小时服下，白开水送服。（装入胶囊亦可）

第　七　方

主治： 疟疾。（适用于疟疾日久不愈，左胁下有块）

处方： 生鱉甲五錢（醋制脆黄）　烏梅一錢

用法： 上二味共研細末。每次服三錢，溫开水送服。

第　八　方

主治： 間日疟、日疟，发作有定时。

处方： 常山二錢　草果三錢　檳榔三錢
甜茶二錢

用法： 水煎，露一宿，疟发前加溫去渣服之。疟止后忌食魚腥、生冷一月。

第　九　方

主治： 疟疾。

处方： 綠矾三分

59

用法： 将上葯掺入棉花扎紧，塞入鼻孔内，每天一次，两次可效。

第十方

主治： 疟疾。

处方： 胡椒 硫黄各三錢

用法： 上二味共为細末，撒少許于小黑膏葯上，貼于命門穴处，三天后取下。

第十一方

主治： 疟疾。

处方： 大黄 生姜各一錢

用法： 上二味共搗如泥，摊成餅状，如銅子大，在疟疾发作前一、二小时，貼在肚脐上，用紗布盖好，并用胶布貼住，过了发作时間，再行取下，如貼不准时，疟疾仍发作，則应在发冷时即行取下，下次再貼。

60

第十二方

主治： 疟疾。

处方： 甘遂 甘草各等分

用法： 共研細末。在疟疾发作前，将葯面一分放在肚脐內，用手按摩数分钟，然后用葯棉塞住脐口，以免葯末脫落，待发疟时間过五小时后取下，一般两、三次見效。（此方不可內服）

第十三方

主治： 疟疾。

处方： 草烏三錢 巴豆三錢 川椒五錢

用法： 上三味共研細末，以枣肉为丸，如梧桐子大。在发疟前一小时，用棉裹一丸，塞入鼻孔內，待疟疾过后，四小时取出，一般三次見效。

第十四方

主治： 疟疾。

处方： 明雄黄五錢　制附子五錢　樟脑五錢

用法： 三味共为細末。每次用二分，于疟疾发作前一小时，用棉花蘸葯面少許，塞入鼻孔內。(此方用葯三小时內，往往发生煩渴現象，但不可喝水或吃东西，过四小时后可飲食，效果很好)

第十五方

主治： 疟疾。

处方： 生知母一錢　生貝母一錢　生半夏一錢

用法： 上三味共为末。在发疟前一小时，先将患者肚脐用溫开水洗淨，再用生姜擦抹数下，然后将葯末敷在肚脐上并用胶布固定，待发疟时間过五——六小时后取下。

第十六方

主治： 疟疾。

处方： 胡椒面少許

用法： 疟疾发作前，在脊背后，寻找疼痛处，用針刺破，敷上少許胡椒面，用小膏药盖好。

第十七方

主治： 疟疾。

处方： 甘草 甘遂 阿魏各等分

用法： 上葯为細末。用二厘放小膏药上貼肚脐。

第十八方

主治： 疟疾。（恶性疟疾除外）

处方： 斑蝥一个去头足

用法： 斑蝥用瓦焙焦（在焙斑蝥时将斑蝥放于瓦上，用时放进四、五个白米粒，用竹筷拌炒，待米粒变黄，而斑蝥亦焦存性，去米粒取斑蝥），碾成細面，放在大椎穴上，用硃砂膏或粘膏，貼皮肤以固定葯面，半小时或一小时后，大椎穴局部起泡，以消毒針挑破即可。

肺結核方

第一方

主治： 肺結核。

处方： 百合八錢 北沙参三錢 白薇二錢 地骨皮三錢 銀柴胡一錢半 冬虫草四錢 玉竹四錢 桔梗一錢半 牛蒡子一錢半 前胡一錢半 茯苓三錢 神曲二錢

用法： 水煎服。

加减： 热重加生地五錢、条芩一錢半、元参三錢、麦冬三錢；失血加阿胶三錢、藕节三錢、生地四錢；空洞加白芨五錢、阿胶一两；失眠加枣仁一两至二两、远志三錢；便秘加天冬三錢、麦冬三錢、杏仁三錢；食少加內金三錢、麦芽二錢；失精加龙骨四錢、牡蠣五錢；盗汗加黄芪八錢、丹皮三錢、胡連三錢；汗多加浮小麦三錢、麻黄根三錢；痰多加海浮石四錢、川貝二錢；咳甚加百部五錢、枇杷叶二錢；胸膈不舒加枳壳一錢半、郁金一錢半；神疲加党参五錢；气急加桑皮三錢。

第 二 方

主治： 肺結核。

处方： 白芨粉六两 紫河車三两 江米粉八錢

三七一錢

用法：共为細面。每次服一錢至錢半，每天服三次，連服一至三个月。

第三方

主治：浸潤性、空洞性肺結核均适用。

处方：大小薊一斤四两　百部一斤四两
阿胶十四两（烊化）

用法：前二味晒干为末，加阿胶炼蜜为丸，每丸三錢。每服一丸，每日三次，飯后服，連服三个月。

第四方

主治：肺結核。（空洞）

处方：生地炭五錢　北沙参五錢　百合五錢
生側柏叶五錢　蓮須五錢　藕节五錢
白芨一两　香墨八錢

用法：共研細末。每服一錢。

第 五 方

主治： 肺結核（空洞）。

处方： 白芨 薏米 百合 川貝 茯苓各等分

用法： 共为細末。每服一錢。

第 六 方

主治： 肺結核咳嗽出血。

处方： 鮮藕适量

用法： 鮮藕絞汁，每天飯前喝二、三杯。

第 七 方

主治： 肺結核咳嗽吐血較重者。

处方： 白芨粉一两

用法： 每次服一錢，每天服两次，用白开水調服。

第 八 方

主治： 肺結核咯血。

处方： 金不換叶六錢

用法： 将叶洗凈加一百毫升水煮沸，煎至溶液成綠色时服用，每日服一至三次，或加适量水，用糖或大枣煎服，至不吐血止。

第 九 方

主治： 肺結核。（午后发烧，咳嗽痰中带血、咯血）

处方： 菠菜子二两 白芨一两 生百部五錢

用法： 共为細末。每次服二錢，每日二、三次，白开水送服。

第 十 方

主治： 肺結核。（盜汗）

处方： 浮小麦三錢 綠豆衣三錢

用法： 水煎服。

頸淋巴結核方

第一方

主治： 頸淋巴結核。

处方： 生鸡蛋一个 壁虎一只

用法： 将鸡蛋破一口，放入壁虎，用泥封好，火上焙干，去泥土，研末。黃酒送下，每次一个鸡蛋，連續服用。

第二方

主治： 頸淋巴結核。

处方： 生鸡蛋二个 蜈蚣二条

用法： 将蜈蚣两条焙干研末，分装两个鸡蛋內，蒸熟鸡蛋，每次服一个。

第三方

主治： 頸淋巴結核。

处方： 夏枯草二两 鸡蛋二个

用法： 夏枯草用水浸透，将鸡蛋放在夏枯草上蒸熟，每次服二个，可連服。

第四方

主治： 急火瘰癧或乳痈。

处方： 銀花六錢 連翘六錢 夏枯草六錢

用法： 水煎服。

第五方

主治： 頸淋巴結核。

处方： 核桃壳一个 生蝎子二个 生蜘蛛三个

用法： 将蜘蛛和蝎子装入核桃壳內用白綫束紧，外用白紙固封，在火上燒焦研成細面，用好黃酒送服，每次服一个，連服数次即消。

第　六　方

主治： 瘰癧。（頸部两側結核如串珠，大小不一，按之不痛）

处方： 夏枯草五錢　生牡蠣一两　淅貝母四錢
山甲二錢　香附三錢　昆布五錢
海蜇五錢　元参四錢

用法： 水煎服。

第　七　方

主治： 頸淋巴結核。

处方： 玄参五錢　貝母五錢　煅牡蠣三錢
蜈蚣一条焙为末

用法： 上三味水煎，送服蜈蚣末，每日服一剂，連服十剂为一疗程。停药一周后可継續服用。

加减： 如淋巴結核紅肿疼痛，可加入連翘、夏枯草。

第八方

主治： 瘰癧鼠疮。

处方： 生牡蠣二两　大貝母二两　玄参二两

用法： 共研細末，炼蜜为丸三錢重。每晚临睡前，白开水送服一丸。

第九方

主治： 頸淋巴結核。

处方： 猫眼草适量

用法： 将猫眼草加水煎，去渣，再用久火熬成膏，攤布上貼患处，每日一次。

第十方

主治： 頸淋巴結核。

处方： 雄黃　明矾　苦矾各等分

用法： 上葯共为末。凡士林調膏，攤貼患处，每日換一次，一周左右消肿。

第十一方

主治： 頸淋巴結核。

处方： 生半夏适量

用法： 将生半夏洗淨晒干研末，放鍋內加水煮沸如糊状。先用生理盐水将疮面洗淨，再用糊剂敷于患处，每天換一次，一般五次左右即見效。

第十二方

主治： 鼠疮已潰者。

处方： 五味子 熟石膏各等分

用法： 上葯为細末，以桐油調成糊状，点敷患处。

第十三方

主治： 鼠疮潰后不易收口。

处方：小叶蒲公英适量

用法：洗净搗敷患处。

第十四方

主治：瘰疬疙瘩。

处方：蛇虎子七个 蝎虎子七个 斑蝥七个
猫眼草一把 人发一团 乳香一錢
沒葯一錢 樟丹四两 麝香一分

用法：用香油半斤，炸前五味葯去渣，入乳香、沒葯、樟丹收膏，凉时再入麝香即成，用时摊布上貼患处，每日換一次。

腰椎結核方

第一方

主治：腰椎結核。（龟背流痰）

处方：活龟一个（重約一斤左右） 蜈蚣十条

紫河車一具

用法： 先将活龟用鋁絲周围扎定，湿紙包好，外涂以泥，置火內煆龟成炭或焦黄，但不能成灰。再与后二味共研細末，炼蜜为丸，分三十天服完。不論已潰未潰，一般服葯二至三个月。以愈为度。

（应用本方亦可按具体症状酌加补腎、健脾、活血葯如熟地、肉蓯蓉、补骨脂、狗脊、鹿角胶、党参、白朮、山葯、炙甘草、当归、紅花、牛膝、赤芍之类）

結核性腹膜炎方

主治： 結核性腹膜炎、腹痛。

处方： 黑矾二两　猪胰一个

用法： 将黑矾放在胰內，外用小米面包严，煨干，研末。每次服一錢，每日服二次，黄酒送服。

76

二、寄生虫病方选

蛔虫病方

第一方

主治： 蛔虫病。

处方： 使君子适量

用法： 将使君子炒熟，用白糖調服，五岁以下小儿每服一錢，五岁以上小儿每服二錢，成人每服三至四錢，每天服两次。

第二方

主治： 小儿蛔虫病。

处方： 鲜靑梅适量

用法： 将鲜青梅用冷开水洗净，去核，搗烂，用紗布絞取汁，取用残渣晒干，研成細末。八岁以下小儿每次服五克，早晚各服一次。一般服一天即可。

第三方

主治：蛔虫病。

处方：苦楝根皮一两至一两五錢

用法：水煎浓汁，加紅糖一两，一次服下，儿童减半。三天內无蛔虫排出，可再服一次。（个别病人服后有恶心呕吐反应，經二、三小时即止）

第四方

主治：蛔虫病。

处方：使君子一錢五分　黃連一錢

用法：水煎去渣，加入砂糖少許，飯前溫服。

第 五 方

主治： 蛔虫病。

处方： 乾石榴皮一两 芒硝二錢

用法： 水煎去渣，加糖少許，一日分两次服完。

第 六 方

主治： 蛔虫病。

处方： 乾生地四两

用法： 水煎，空腹时服下。

蟯 虫 病 方

第 一 方

主治： 蟯虫病。

处方： 百部五两 苦楝皮二两五錢 烏梅三錢

用法：加水两大碗，煎成一大碗，将此液每日晚間用五羹匙灌腸，連續二—四次有很好疗效。

第二方

主治：蟯虫病。

处方：榧子（連壳）适量、炒香

用法：每天飯前一小时服五个，日服三次，連吃三至五天。

第三方

主治：蟯虫病。

处方：檳榔一两　石榴皮一两　南瓜子三錢

用法：水煎。空腹服下，儿童减半。

第四方

主治：蟯虫病。

处方：石榴皮　檳榔各四錢　川軍　黃芩

使君子肉各二錢 甘草一錢

用法： 上药共为細末，每次服三錢，小儿酌减。

第 五 方

主治： 蟯虫病。

处方： 雷丸适量（研細末）

用法： 五岁至十岁患儿每日量二至三錢；五岁以下一至二錢。連服三日为一疗程，停一星期后，可再服一个疗程。

第 六 方

主治： 蟯虫病。

处方： 苦参一两 黃柏五錢 苦楝皮五錢

用法： 水煎去渣，待冷存放瓶中。临睡前用水洗凈肛門，用棉球蘸药汁涂擦肛門周围皮肤即可。

即将絛虫連头打下。

第五方

主治： 絛虫病。

处方： 槟榔三两　南瓜子（炒）一两　木香五錢

用法： 水煎。空腹服。

第六方

主治： 絛虫病。

处方： 雷丸細面10—15克

用法： 每日服三次，每日总量为60—80克，連服二、三日。

鈎虫病方

主治： 鈎虫病。

处方： 五倍子（炒黑）廿两　松蘿松叶（焙干）廿两　制蒼朮四十两　制香附廿两　炒陈皮廿两

白芷廿两 砂仁廿两 海金砂（醋炒）廿两
苦丁茶十两 全当归十两 泽泻廿两
秦艽（酒浸晒干）十两 百草霜十两
訶子十两 广木香廿两 胡桃肉五十两
皂矾（姜汁炒）四十两 浮小麦（醋炒）四十两
乾漆（炒烟尽）廿两 豨莶草廿两
高良姜（炒透）十五两

用法： 上药依法炮制，共研細末，水泛为丸，桐子大。每服錢半，开水送下，每日二、三次，連服三个月。

姜片虫病方

第一方

主治： 姜片虫。

处方： 榔片一——二两

用法： 水煎。早晨空腹頓服，小儿减半。

第二方

主治: 姜片虫。

处方: 槟榔五錢 烏梅三錢 甘草一錢

用法: 水煎，早晨空腹服下。

88

三、内科病方选

急性支气管炎方

第一方

主治: 支气管炎咳嗽。

处方: 前胡三錢 杏仁四錢 枇杷叶四錢
清半夏三錢 黃芩三錢 浙貝母三錢
白前三錢 甘草一錢

用法: 水煎服。

加減: 脉滑数浮大加麻黃一錢、生石膏三錢、桑白皮三錢；脉沉滑痰多加海浮石、蔞仁各三錢、知母三錢；咳嗽重加款冬花三錢、紫苑二錢、蛤粉三錢。

第二方

主治： 急性支气管炎。

处方： 栀子二錢 桃仁二錢 杏仁一錢
白胡椒七厘 江米七粒

用法： 上葯共为細末，鸡蛋清调敷于足心。

第三方

主治： 急性支气管炎。

处方： 陈皮半斤 桔梗二两 苏叶二两
甘草一斤

用法： 研細末，水合为丸。早、晚各服一次，每次服三錢。

第四方

主治： 急性支气管炎。

处方： 紅糖 干姜末各若干

用法： 将紅糖溶化，放入干姜末，混合均匀，待凝結制成丸，每服三錢，慢慢在口內咬嚥。

第 五 方

主治： 风寒咳嗽。

处方： 桑叶五錢 杏仁三錢 冰糖三錢

用法： 用水两茶杯，煎至一杯，乘热溫服。

第 六 方

主治： 风寒咳嗽。

处方： 杏仁一两去皮尖

用法： 将杏仁搗烂如泥，分作三付，每付加糖三錢用开水冲当茶飲，早、晚各一付。阴虛咳嗽不宜用。

第 七 方

主治： 肺寒咳嗽。（咳嗽痰多而稀薄，吐

白沫，呼吸气短，疲倦嗜睡，时有心悸）

处方： 天竹子三錢 冰糖一两

用法： 水煎服。

第八方

主治： 肺寒咳嗽。

处方： 飴糖一两

用法： 将飴糖串筷上，置火上烧微焦，趁热吃，連吃数天，以愈为度。烧时須把筷来回轉动，使飴糖周围烧焦，防止滴落著火。

第九方

主治： 肺热咳嗽。（干咳无痰或痰粘咳吐不爽，面紅、心煩、口干、大便秘，小便少而黄）

处方： 荸薺七枚 蘿蔔二两 芦根一两

用法： 水煎服。

第十方

主治： 肺热咳嗽。

处方： 大甜梨一个　貝母三錢　冰糖三錢

用法： 将梨去核，塡入貝母末和冰糖，封住梨口，鍋內蒸熟，連服数次。

第十一方

主治： 咳嗽。

处方： 梨一只去核　川貝一錢　（或大貝末二錢）

用法： 将川貝納入去核梨中蒸熟，每日一个全部吃下，連吃三至五天，治燥咳无痰或痰稠黄不爽，久咳不已者。

第十二方

主治： 咳嗽。

处方： 梨一只（去核留皮）

用法： 用麻黄五分遍插梨周如刺猬状，蒸熟后吃梨喝湯（去麻黄），每日一个，連吃两三天，治外感咳嗽。

慢性支气管炎方

第　一　方

主治： 慢性支气管炎。

处方： 当归二錢　貝母一錢　桔梗二錢
橘皮二錢　茯苓二錢　桑白皮一錢半
黄芩一錢半　杏仁三錢　枳壳一錢半
梔子二錢　五味子二錢　甘草一錢

用法： 水煎服。

第　二　方

主治： 慢性支气管炎。

处方： 佛耳草五錢　地龙五錢

用法： 上二味，共研为末，分二包，用水冲服，每次服一包，一日服二次。

第　三　方

主治： 久咳肺損。

处方： 川貝母（去心）五錢　款冬花五錢
白芨五錢　細辛二錢

用法： 上葯共为細末。每次服七、八分，开水送下，飯后服。
（对于风寒痰多者，細辛可加重；本方亦可去白芨，加杏仁五錢、冰糖一两，效果均佳）

第　四　方

主治： 慢性咳嗽或虛劳咳嗽。

处方： 百合二两　大枣十枚（去核）

用法： 上二味加水煮烂服之，每天服一次。

第五方

主治： 慢性支气管炎。

处方： 柿餅一个 貝母三錢

用法： 将柿餅切开去核，納入貝母，在鍋內燉熟服之，連服数次。

支气管扩张症方

第一方

主治： 支气管扩张症，咯出腐敗性痰液或咳血。

处方： 葦茎六錢 薏仁五錢 桃仁三錢 冬瓜子四錢

用法： 水煎服。

第二方

主治： 支气管扩张症。

处方： 肥玉竹一斤　大白梨十个（去核）

蜂蜜四两　紅白糖各二两

用法： 将玉竹和白梨放鍋內煮烂，去渣取汁，加入蜂蜜和糖熬成膏。每天早、晚各服一食匙，用白开水送下。

第三方

主治： 支气管扩张症。

处方： 百合一两　白芨四两　百部一两

蛤粉五錢

用法： 上葯共研末，制成葯片，每服五片，每日服三次。或研极細末为散，每服三錢，每日服三次。

哮喘方

第一方

主治： 哮喘。（治腎不納气作喘、倚息不得臥、吐黃粘痰、汗出如油、脉如水上之浮麻）

处方： 生龙骨五錢 生牡蠣五錢 生龟板五錢 生鱉甲五錢 生赭石三錢 生灵磁石三錢 山萸肉三錢 生山葯八錢 生熟地各三錢 川貝母三錢 杭白芍四錢 甘枸杞二錢 蛤蚧尾一对（研末）

用法： 前十二味水煎两次，分服。各送服蛤蚧末二分之一。

第二方

主治： 哮喘。（历久哮喘、遇寒即作、动則

98

加剧、夜不得卧）

处方： 麻黄 白果 甘草各三錢 茶叶一錢

用法： 共为极細末。每次用溫开水冲服一錢。（有心脏病者愼用）

第 三 方

主治： 心脏病哮喘。

处方： 熟附子粉一两 炒粳米粉五两

用法： 上葯混合。小儿每次服二分，病久者加至一錢。中年量每次四分，病久者加至三錢。老年人每次二錢，病久者加至五錢。連服六个月为一疗程。

第 四 方

主治： 咳喘病。

处方： 麻黃三錢 川貝三錢 杏仁四錢

用法： 麻黃、川貝研成細末，用甜梨一个，去核，納入麻黄，川貝末六分、杏仁七粒、冰糖一块，置碗中蒸熟，每日吃一至二个。

第 五 方

主治： 哮喘。

处方： 麻黄二錢 地丁二錢 甘草二錢

用法： 共为細面，每服一錢，日服二次。

第 六 方

主治： 咳喘病。

处方： 功劳子五斤 麻黄半斤 五味子一两

用法： 上葯煎取浓汁，加冰糖一斤收膏，每日早、晚开水送服一匙。

加减： 痰多加橘紅一两；气虚加罌粟壳四两。

第 七 方

主治： 哮喘。

处方： 明矾一两　干瓜蔞两个　蘿蔔数个

用法： 先将明矾放在匙內烧炭，瓜蔞烧炭存性，二葯調合于碗內，蘿蔔煮熟蘸葯面，每次可吃两三个大蘿蔔，葯末吃完为止。

第　八　方

主治： 哮喘。

处方： 地龙粉适量

用法： 将地龙洗净晒干研粉，每次服五分至一錢。每日三次，可連續服用。

加減： 咳嗽加貝母五錢；气短加五味子五錢。

第　九　方

主治： 喘。（小儿停食作喘）

处方： 陈皮一錢　茯苓二錢　清半夏一錢
神曲三錢　麦芽三錢　萊菔子一錢
山楂三錢　連翘二錢

用法： 水煎服。

第十方

主治： 小儿肺风痰喘、发热咳嗽、气息出入急促、不得平卧、胸膈鼻翼煽动。

处方： 巴豆一粒 麝香三厘

用法： 将巴豆剥开炒去油，用布包捣烂如泥，加入麝香拌匀，分为二份，一份放在膏葯上，贴在小儿顖会处，一份用紗布包好塞入鼻孔內。

第十一方

主治： 小儿哮喘。

处方： 巴豆霜八錢 牙皂一两 陈皮五錢 雄黄二錢 半夏五錢

用法： 研末，醋調为丸，如綠豆大，硃砂为衣。一岁以內儿童服一丸，增一岁加半丸。（副作用：可出現呕吐或发烧或泄）。

第十二方

主治： 喘。

处方： 白果十枚 紅枣十个

用法： 水煎服，常煎常服。

第十三方

主治： 多年哮喘。

处方： 米壳四錢 五味子三錢 杏仁五錢 枯矾二錢

用法： 共为細末，炼蜜为丸，每丸二錢重，每服一丸。

第十四方

主治： 哮喘。

处方： 烏賊骨一斤 紅糖二斤

用法： 将烏賊骨放入砂鍋內焙干，研細末，

加入紅糖調匀。成人每次服七錢，溫开水送下。早、中、晚各一次，連服半月。（服葯期間禁吃蘿蔔）

第十五方

主治： 哮喘。

处方： 白蘿蔔子四两

用法： 将白蘿蔔子洗淨，在鍋內蒸熟晒干，研成細末，加入生姜汁調匀，制成丸如綠豆大。每次服十丸，早、中、晚各服一次。

第十六方

主治： 老年人哮喘。

处方： 黑芝麻一斤　干瓜蔞一个　蘿蔔三枚

用法： 用水燉熟，随时服用。

第十七方

主治： 老年人腎虚作喘。

处方： 胡桃肉一两　白蜜一两

用法： 将胡桃肉搗烂，加蜜拌匀，放在水里燉熟，开水冲服。

第十八方

主治： 老年人历年犯喘。

处方： 白果二十五个（打碎）　蜂蜜一两

用法： 水煮去渣加蜜，每晚临睡服，連服一周。

第十九方

主治： 慢性支气管喘息。

处方： 地龙　杏仁各等分

用法： 共为細末。每日早、晚各服三錢，白水送下。

第二十方

主治： 哮喘。（苔白、口不渴、遇冷发作）

处方： 杏仁十个（去皮尖）

用法： 用棉子油炸黄脆，一次食用。

第二十一方

主治： 哮喘、咳嗽。

处方： 猪肺一具　杏仁四两

用法： 水煮熟后連肺、杏仁、湯全吃下。

第二十二方

主治： 支气管哮喘。

处方： 生鸡蛋若干个

用法： 在哮喘发作前，每天喝生鸡蛋二至三个，服至症状减輕为止。

第二十三方

主治： 哮喘。

处方： 胡椒七个

用法： 捣碎用鸡蛋清拌后，贴在脚心处。

第二十四方

主治： 气喘病。

处方： 洋金花叶若干

用法： 将上葯切成絲，卷成紙烟样，每次吸烟不超过半枝。

大叶肺炎方

主治： 大叶肺炎。

处方： 炙痲黄錢半 杏仁三錢 銀花五錢
生石膏五錢 青連翘五錢 前胡三錢
淅貝三錢 肥知母三錢 板兰根四錢

蔞仁四錢 桔梗二錢 甘草一錢
鮮茅根八錢

用法：水煎服。

加減：如汗出热減加黃芩三錢、桑白皮三錢；如热不退而神識昏迷，加局方至宝丹，或安宮牛黃丸；如热退咳減、口干舌燥，脉弦虛或虛数，可酌加元参五錢、寸冬三錢。

肺脓瘍（肺痈）方

主治：肺脓瘍。（肺痈）

处方：鮮茅根一两 魚腥草二錢 桔梗一錢
生甘草一錢 薏仁五錢 冬瓜仁六錢
貝母二錢 銀花藤三錢

用法：水煎服。

加減：咳甚加百部、杏仁、紫苑；热盛加生石膏、知母；口渴加天花粉；咳血加生地、大小薊、茜草；便秘加瓜蔞、枳壳；胸疼甚者加絲瓜絡、郁金；潮热盜汗加銀柴胡、白薇、地骨皮；气急痰多加桑白皮、葶藶子、石英；气虛加沙参、黃芪；痰臭加犀黃丸或醒消丸。

肺 痿 方

主治： 肺痿。（肺痿声啞，咽干煩热，气逆哮喘，久嗽痰火等症）

处方： 大秋梨二、三个（去酸心用肉，約半斤左右）
鮮姜二两 眞蜂蜜半斤

用法： 先将梨肉、生姜共搗汁去渣，后加蜂蜜共煎一沸，取出冷放，不拘时服。

急性腸胃炎方

第一方

主治： 急性腸胃炎。

处方： 佩兰三錢 藿香三錢 黃連二錢
厚朴三錢 泽泻二錢 生梔子二錢
茯苓三錢 枳壳二錢 扁豆三錢
法半夏三錢 杭白芍三錢 生姜一錢

用法： 水煎服。

第二方

主治： 急性腸炎。

处方： 葛根三錢 黃芩三錢 杭白芍四錢
泽泻三錢 滑石四錢 茯苓三錢

用法： 水煎服。

第　三　方

主治： 大便清稀，小便短少的寒泻。

处方： 土炒白术五錢　車前子五錢

用法： 水煎溫服，連服二、三付。

第　四　方

主治： 寒泻。

处方： 金銀花炭二两

用法： 将金銀花炭研末。每次服二錢，一日服三次，溫开水送下。

第　五　方

主治： 夏季受热的腹泻。

处方： 白扁豆五錢　滑石三錢　甘草一錢

用法： 水煎服。

第 六 方

主治： 夏季受湿或雨淋的腹泻。

处方： 土炒白术一两 蒼术五錢 車前子五錢

用法： 水煎服。

第 七 方

主治： 寒泻。

处方： 大蒜 胡椒各适量

用法： 二葯共搗成泥，敷入肚脐，一小时后取下，如无效再用。

第 八 方

主治： 伤食腹泻。

处方： 炒山楂四錢 炒麦芽三錢

用法： 水煎服。

第 九 方

主治： 水泻。

处方： 車前子四錢 炒苡米四錢 木瓜三錢

用法： 水煎服。

第 十 方

主治： 小儿单純消化不良之腹泻。

处方： 胡椒一克 葡萄糖九克

用法： 二味为散剂。一岁以下每次服0.3克至0.5克，每日三次；一岁以上每次服0.5克至1.5克，一般不超过两克，每日三次，連服三——五天。

第十一方

主治： 伤食引起的腹痛泄泻。

处方： 焦山楂三錢

用法： 上药为末，加适量紅糖，用水冲开，待溫一次服下。

第十二方

主治： 腹泻、腹痛、赤白痢。

处方： 老鸛草一两

用法： 煎湯服。

（适用于胃腸虛弱者）

第十三方

主治： 泄泻。

处方： 大紫皮蒜一头（或两头）

用法： 将大蒜搗成蒜泥，用稀面湯合匀，一頓吃下后，臥床休息，汗出即止。

114

第十四方

主治： 腹泻。（溫病水泻不止）

处方： 生牡蠣一两

用法： 煎湯溫服。

第十五方

主治： 急性胃炎。

处方： 佩兰叶三錢 藿香三錢 法半夏三錢
生梔子三錢 枳壳三錢 木香二錢
生姜一錢

用法： 水煎服。

慢性腸胃炎方

第一方

主治： 慢性腸炎。

处方： 怀山葯一两 薏苡仁一两
大紅枣十枚（去核）

用法： 前二葯为細末，与大枣同放入鍋內，水煮成粥状，溫服。

第二方

主治： 久泻。

处方： 熟地五錢 扁豆三錢 山葯三錢 炮姜一錢
吳萸五分 白术二錢 炙草一錢

用法： 水煎服。

第三方

主治： 五更腎泻。

处方： 茜草一两

用法： 水煎，用葯水从脐至足来回洗，每日三至五次，連洗数次。

第　四　方

主治： 慢性腹泻，晨起便泻，日泻二至三次，属于肾阳虚者。

处方： 赤石脂三錢　炒榧子五錢　补骨脂三錢　白术三錢

用法： 水煎服。

第　五　方

主治： 慢性久泻。

处方： 枯矾五分

用法： 将枯矾軋成細面，放在蒸熟的食物內服下。

第　六　方

主治： 腹泻日久不止或大便带鲜血。

处方： 老枣树枝二两

用法： 烧炭存性，軋为細末，早、中、晚各服一次，每次三錢，白开水或糖水送下。

第七方

主治： 慢性胃炎。

处方： 黄連一錢半　黄芩三錢　人参五分(面冲)　干姜二錢　甘草一錢　半夏三錢　生姜一錢　大枣五枚

用法： 水煎服。

胃潰瘍病方

第一方

主治： 胃潰瘍和十二指腸潰瘍。

处方： 硃砂五分　枯礬一錢　烏賊骨一錢　沒葯八分

用法： 共研細末。一次量，日服二、三次。

第二方

主治：胃潰瘍。

处方：海螵蛸三分　枯矾二分　血竭五厘
煅炉甘石二分　明沒葯二分　儿茶一分
象皮一分　硃砂一分　瓦楞子一分
川連二分　甘草一分

用法：共为細末。空心一次服，一日二次。

加减：如胃痛較重者，可加和胃止痛散：
蓽拨二分　草卯一分　五灵脂二分
木香一分　川楝子一分　明沒葯一分
元胡二分　三棱一分　共研細末，一次服。

第三方

主治：胃潰瘍。

处方：1.花蕊石四錢　海螵蛸四錢　甘松一錢
元胡一錢五分　眞三七一錢五分

浙貝母二錢 蓽拨二錢 香附二錢
五灵脂二錢五分 盔沉香一錢五分
軟柴胡二錢 紫油朴一錢五分
炙乳香一錢 炙沒葯一錢
炒白术一錢五分 清半夏二錢
上葯共为极細末，备用。
2.珍珠粉一錢 巴豆霜四分
煆炉甘石一錢 馬勃粉一錢
淨血竭一錢 淨雄黃三分
上六味共为极細末，研匀后兑入前葯，再研匀研細。

用法： 每日早、晚各服一次，每次服三分，用胶囊装好（或用江米紙亦可），以防葯力早化。

如发生干呕、恶心者，可暂服下方：
吳萸三分 炒川連一錢 紫厚朴二錢
清半夏四錢 炒只壳二錢 甘松二錢
內金三錢 炒神曲三錢 炒麦芽三錢

太子参七錢 水煎服。

第 四 方

主治： 胃潰瘍。

处方： 烏賊骨一两 大貝一两 乳沒各四錢
汗三七二錢

用法： 共为細末，每服一錢，日服二、三次，白水送下。

第 五 方

主治： 胃及十二指腸潰瘍。

处方： 眞珠母一两 海蟫蛸一两 煆瓦楞一两
孩儿茶一錢 盔沉香一錢
制乳沒各四錢 冰片三厘

用法： 上葯共为細末，每次服五分，日服三次，飯前半小时服，白水送下。

第六方

主治： 消化性潰瘍。

处方： 白朮　生甘草各等分

用法： 上葯共研細末，飧前半小时服二錢，白水送下。

第七方

主治： 胃潰瘍。(适用于寒性气滞性胃痛)

处方： 广木香　良姜　沒葯　明雄黄　公丁香　香附　枳壳　白胡椒　母丁香　巴豆霜各等分

用法： 上葯研成細末，装瓶密封。每用一至二厘，以唾液嚥下。不可飲水，以防腹泻。

第八方

主治： 十二指腸潰瘍。

处方： 硃砂面二錢 枯矾面二錢 苡米面五錢

用法： 炼蜜为丸，共为二十丸，每服一丸，日服两次。

第九方

主治： 胃潰瘍。

处方： 海螵蛸一两 瓦楞粉一两 五灵脂八錢
桂枝八錢 白芍一两半 北沙参八錢
阿胶六錢 仙鶴草八錢 甘草一两
良姜五錢 姜黄四錢 砂仁四錢
大枣三十枚 生姜四錢 苡米八錢

用法： 上葯煎取浓汁(将葯汁压尽)，再用飴糖一斤半收膏，每日早、晚各服一調羹，白水送下。忌生冷、酒类。

第十方

主治： 胃及十二指腸潰瘍。

处方： 海螵蛸四两（炒黄去壳） 元胡二两

浙貝二两 鴙內金六錢 白芨八錢
牡蠣八錢 甘松八錢

用法: 上葯一同放在鍋內蒸二小时，晒干，研細末，每次服五分至一錢，早、晚飯前各服一次，白开水送下。連服一个月。

第十一方

主治: 胃潰瘍。

处方: 生柿子适量

用法: 搗烂服。

胃痛方

第一方

主治: 气滞胃痛。

处方: 三棱三錢 莪术三錢 五灵脂三錢

制乳沒各各三錢 蓽拨二錢

用法：水煎服。

第 二 方

主治：胃虚痙攣痛。

处方：桂枝三錢 生姜二錢 大枣十枚

杭芍六錢 飴糖五錢 甘草二錢

用法：水煎服。

第 三 方

主治：一般胃痛。

处方：良姜三分 蓽拨二分 制乳沒各一分半

五灵脂二分 川栋子一分 元胡二分

瓦楞子三分

用法：共为細末，用水一次送服。

第 四 方

主治：胃疼。

处方： 棉花子七錢

用法： 上葯加水三茶杯，煎至一杯，加酒一两，服下。

第五方

主治： 胃疼。

处方： 香附三錢 良姜三錢

用法： 共为末，每次二錢，黄酒送下。

第六方

主治： 胃痛泛酸。

处方： 烏贼骨三錢 粉甘草六錢

用法： 共为末，每次二錢，日服三次。

第七方

主治： 胃疼。

处方： 鸡蛋壳三个

用法： 焙干研末，开水送下。

第 八 方

主治： 胃疼。（胃潰瘍胃酸过多）

处方： 灶心土二两 鴉蛋壳二錢（炒黃）

用法： 共为細末，每服二錢，一日三次，开水送下。疼痛剧烈，拒按，或有吐血便黑者，可加乳香末二錢、沒葯末二錢。

第 九 方

主治： 胃疼。

处方： 炒蒲黃五錢 五灵脂五錢 乳香四錢 沒葯三錢 元胡四錢

用法： 共为細末，早、晚各服一錢，白水送下。

加减： 热痛者：加川黃連五錢、吳萸一錢。
寒痛者：加肉桂五錢、砂仁五錢。
胃潰瘍：加烏賊骨（去粗壳）八錢、

象貝母五錢、白芨五錢。

第十方

主治： 各种胃痛。

处方： 胡椒七个 大枣三个 杏仁九个

用法： 一起搗成丸，每重一錢，每次一丸，烧酒送下。

第十一方

主治： 虛寒胃痛。

处方： 葱头一两 生姜五錢

用法： 二葯共搗烂炒热，用布包，热敷于心窝处。

第十二方

主治： 胃痛吐酸。

处方： 蒼朮一两 煅瓦楞一两六錢

用法： 蒼朮用米泔水浸透，去皮炒黄和瓦楞子共研末，早、中、晚飯后各服一錢。

第十三方

主治： 胃痛。

处方： 丹参三錢 砂仁一錢 檀香二錢 制半夏三錢 全瓜蔞五錢 薤白三錢 黑栀子三錢 元胡二錢 木香二錢

用法： 水煎服。

第十四方

主治： 胃痛。（积滞寒凉胃疼，痛剧则呕吐，拒按，大便秘属实者）

处方： 丁香二錢 木香三錢 紅花三錢 枳壳三錢 良姜四錢 雄精一錢 胡椒一錢 巴豆霜一錢

用法： 共为細末，每次服五分。孕妇忌服，每日一次，最多不过二次。

第十五方

主治： 胃痛。

处方： 百合一两　烏葯三錢　陈皮三錢
半夏二錢

用法： 水煎服。

第十六方

主治： 胃痛。（寒性）

处方： 香附八錢　良姜三錢　元胡三錢

用法： 水煎服，白干酒一两送下。

第十七方

主治： 胃寒痛。

处方： 蛇蜕一条

用法： 放在油餅内生吃，三次可愈。

第十八方

主治：胃疼。

处方：当归一两半 元胡一两 郁金七錢
草果一两 干姜一两 砂仁五錢
焦楂一两半 紫蔻一两半 香附一两半
神曲（炒）一两半 炙草七錢 云苓一两
肉桂七錢 干姜七錢 沉香三錢

用法：共为細末，蜜丸，每次三錢。日服二次。

第十九方

主治：胃痛。

处方：陈枳壳十两 巴豆霜三錢 明雄黄三錢
西紅花二錢 广木香五錢 良姜三錢
白胡椒四錢 白叩三錢

用法：共为細末，每服一錢，黄酒送下，空腹服，日服二次。

第二十方

主治： 胃痛。

处方： 蓽拨三錢　良姜三錢　桂心三錢
木香三錢　內金三錢　沉香三錢
白叩（或用砂仁，紫叩亦可）三錢

用法： 共为細末，用小苏打合之，每日服二次，每次服三錢，飯后服。

第二十一方

主治： 胃痛。

处方： 乔麦面　鸡蛋清各适量

用法： 上二味葯拌匀，搓前后心。

第二十二方

主治： 胃疼。（由于食生冷引起）

处方： 蓽拨三至五分

用法： 研末，开水一次送服。

第二十三方

主治： 胃疼。（因寒或气滞引起）

处方： 荔枝核适量（炒焦存性）

用法： 每枚荔枝核加木香七分研末为散，每服一錢二分，开水送下，日服二次。

第二十四方

主治： 胃痛。（包括胃及十二指腸潰瘍及胃炎疼痛）

处方： 核桃（刚生核桃仁的带綠皮核桃）六两

烧酒（60°）一斤

用法： 将带有綠皮的核桃切碎（或砸碎），装入广口玻瓶內，加酒浸泡，瓶口密封。放日光下連晒二、三十天（晚間移入室內），酒由橙黄色变为黑色为止。用纱布过滤、密贮，越陈越好。用时内服5—10毫升，止痛效果良好，并无付作用。

第二十五方

主治： 胃疼。

处方： 枯矾五分　白矾五分

用法： 以上为一剂量，冲服即可。

呕吐、呃逆方

第一方

主治： 呕吐酸水。

处方： 吴茱萸一钱五分

用法： 水煎去渣，温服。

第　二　方

主治： 胃热呕吐。

处方： 鲜芦根一两　竹茹二錢

用法： 水煎服。

第　三　方

主治： 食积呕吐，不思飲食。

处方： 炒麦芽三錢　生山楂三錢

用法： 水煎服。

第　四　方

主治： 病后或呕吐日久，脾虚衰弱的呕吐。（并治反胃呕吐）

处方： 鲜姜一斤　紅糖一斤

用法： 上葯搗烂調匀，分数次服完。每早晨开水冲服。

第 五 方

主治： 呕吐涎沫。

处方： 干姜三錢 半夏三錢

用法： 上葯共为粗末。每次三錢水煎，慢慢喝下，呕吐即止。

第 六 方

主治： 呕吐、呃逆。

处方： 葡萄根一把

用法： 用水煎浓汁，去渣，慢慢喝下。

第 七 方

主治： 一切呕吐，呃逆，手足厥冷。

处方： 生姜五錢 橘皮一两

用法： 水煎频服，一日喝完。

第　八　方

主治： 呃逆。

处方： 枳壳五錢　木香一錢

用法： 上葯共为末，开水調服，不愈再服一次。

第　九　方

主治： 呃逆。

处方： 柿蒂三个

用法： 在鍋內炒焦为細末。飯前一次服，白开水送下。

第　十　方

主治： 呃逆日久不愈。

处方： 生姜汁二两　白蜂蜜一两

用法： 二味調匀，加溫服下，一般一次即止，不愈再服一次。

第十一方

主治： 呕吐不止。

处方： 鸡蛋一个 百草霜适量

用法： 将鸡蛋煮熟去皮，蘸百草霜吃下。

第十二方

主治： 呃逆。

处方： 杷叶四錢 射干三錢 郁金五錢
豆豉三錢 通草錢半

用法： 水煎服。

第十三方

主治： 呕吐。（有火呕吐）

处方： 黄連三錢 吳萸一錢

用法： 上葯共为末，每服一錢，开水送下。

138

腹痛方

第一方

主治： 阴寒腹痛。

处方： 白胡椒五錢 枯矾一錢 樟丹一錢 火硝一錢 紅矾三錢

用法： 上药共为細末，用生姜一块，共搗，醋調貼肚脐。

（凡下寒疼是围繞肚脐胀疼，重者向后腰攻疼。非下寒者则向上攻疼，临床当区别之）

第二方

主治： 热性腹痛。

处方： 厚朴三錢 黄連一錢半 黄芩二錢

用法： 水煎服。

第三方

主治： 胃寒腹痛。

处方： 炒附子三錢 乾姜二錢 杭芍四錢
木香三錢 桂枝三錢 沉香三錢
良姜二錢 吴萸二錢

用法： 水煎服。

积聚方

第一方

主治： 积食、积水、积寒作胀作疼。

处方： 乳香三錢 檀香七錢 巴豆霜七錢
木香三錢 陈皮三錢 黄柏三錢
儿茶三錢 大黄七錢 白丁香七錢

用法： 共为細末，醋糊为丸，硃砂为衣，如紅小豆大。大人每次服七粒，小儿每次服三粒。

第　二　方

主治：心下坚满，食水停滞。

处方：枳实一两　白朮一两

用法：上葯共研細末。每服二至三錢，白水送下。

水　肿　方

第　一　方

主治：肝脾肿胀形成腹水。

处方：公丁香二錢　胡椒二錢　蝎尾三錢（醋炒）
炒枳实五錢　白丑五錢　郁李仁四錢
槟榔五錢　广木香一两　草果五錢
炒姜黄五錢　炒毕澄茄一两　阿魏三錢
活蛤蟆一只。

用法： 活蛤蟆用瓦二片相合，用鉛絲纏牢，濕泥涂敷，文火煅存性和上葯共研末，醋水泛丸，綠豆大，每服二十粒，姜湯下，一日三次。

第二方

主治： 血臌。

处方： 公丁香一两 白胡椒一两 蝎尾一两
广木香三两 片姜黄（炒）三两
白牵牛三两 炒豆叩二两 鬼箭羽二两
上血竭三两 水蛭一两 澄茄子二两
阿魏（面包煨）一两 京三棱三两
蓬莪术三两 甲片（炙）三两
干漆（炒去烟）一两 生軍三两 胆矾一两
戎盐一两 輕粉一两

用法： 上葯共研細末，水化胆矾为丸，如桐子大，每服錢半。

第 三 方

主治： 水臌。

处方： 甘遂　大戟　芫花　黑丑　白丑各四两

用法： 上葯共为細末，水泛为丸。每服錢半至二錢，清晨空腹时服。隔二、三日再服如前，以水尽为度。

第 四 方

主治： 癖块散大成臌。

处方： 厚朴（姜汁炒）三錢　巴豆七粒（同生枳壳三錢炒，去巴豆）广木香（晒干）三錢　醋炒青皮三錢　陈皮（炙）三錢　甘遂（面包煨）三錢　淡干姜（炒）三錢　大戟（水浸晒干炒）三錢

用法： 上葯共为細末，用砂仁三錢，車前子三錢，泡湯泛丸。每服錢半至二錢，清晨空腹姜湯下，得快利方可

进粥，隔三日再服，水尽为度。

第五方

主治： 疟痢轉成单腹胀。

处方： 水蛭一两 鬼箭羽十两 蛇含石四两
蝎尾一两 阿魏二两 制香附一斤
五灵脂(炒)十两 广木香十两
雄鸡屎白（淘淨晒干）一两

用法： 上葯先将阿魏加大蒜十个用面包煨存性，取出研末待用，次将余葯共研为細末，用猪胆汁十个添水泛丸为桐子大，每服一錢至錢半，一日三次。

第六方

主治： 大腹水肿。

处方： 巴豆七粒 鯉魚一尾（約一斤重）

用法： 将鯉魚去鳞杂，入巴豆于魚腹中，白水煮，魚熟为度，喝魚湯后水即下。

第　七　方

主治： 大腹水肿。

处方： 桃花瓣二錢

用法： 将桃花瓣研細末，空腹开水送服五分，即大小便齐下。如不下，再服五分，下后勿再服。

第　八　方

主治： 腹胀小便不通。

处方： 葱白三头　大田螺三枚　麝香一分

用法： 把葱白、田螺搗烂，先以麝香納脐中，再把搗烂葱白等敷脐上，用布纏之，尿即下。如不下，在布上溫熨片刻即下。

第九方

主治： 腹胀，下肢浮肿，小便短少。

处方： 食用赤小豆四两 新鲜鲤魚一条（半斤——一斤）

用法： 将鲤魚去鳞杂（为了去腥味可加少許生姜煮熟），吃豆、食肉、飲湯。（少食盐碱）

第十方

主治： 臌胀。（腹胀，有腹水，下肢浮肿小便短少）

处方： 大腹皮五錢 姜皮二錢 陈皮三錢
茯苓皮一两 桑白皮三錢 泽泻四錢
猪苓三錢 車前子一两（布包） 木通二錢
丹参五錢 三棱三錢 木香錢半
生黃芪四錢 水紅花子五錢

用法： 水煎，头、二煎分服，可連服五、六

剂。（服葯期間禁食盐碱）

第十一方

主治： 水臌。

处方： 白古月七个　小膏葯一貼

用法： 将白古月研成細末，放在膏葯上貼在脐心。

第十二方

主治： 单腹胀。（腹部胀大，皮厚色蒼，叩之咚咚有声，尙末形成腹水）

处方： 紫皮独头蒜二两　广木香一两
砂仁一两　枳壳一两

用法： 共为細末，装于猪胃內，扎口，煮极烂，去渣，吃胃、喝湯。每日三次，三日服完为一个疗程。忌食盐三十日。

第十三方

主治： 水肿。（面目肢体浮肿，小便短少）

处方： 牛鞭（牛阴茎）一条 黄酒适量

用法： 将新鲜牛鞭焙黄軋面，每次内服一匙（約二錢），黄酒半两送下，每日服二次，早、晚服。（可連續服二至三条。服葯期間禁食盐碱）

第十四方

主治： 腹胀，下肢浮肿，小便短少。

处方： 新鲜鯽魚半两上下重七条
大蒜七瓣

用法： 将鯽魚内脏及鳞去掉，每一魚腹内放置大蒜一瓣，蒸熟連同大蒜一起食用。可連續食用多次。（少食盐碱）

第十五方

主治： 大腹水肿。

处方： 烏桕树根皮（鲜的）七錢（干的用五錢）
紅枣十二枚

用法： 水煎去渣，一次服下。泻下不止者，服糯米湯一碗。

第十六方

主治： 臌胀。（腹胀、腹水，下肢浮肿，小便短少）

处方： 干蒜瓣子一条

用法： 将干蒜瓣子剪碎，水煎服湯，服后一般有輕度腹泻，小便量增多。体弱者，蒜瓣子可酌減使用，少食盐碱。

第十七方

主治： 水肿。（适用于脾失运化，气滞水

停，满腹胀大，小便不畅者）

处方：大蚧蛤蟆一个

用法：水肿用紫叩仁，气肿用砂仁，气滞水停，紫叩仁、砂仁各半，用量多少以塞满蛤腹为度，再用旧瓦相对，将蛤蟆放于瓦中盖好，泥封，火煅焦黄色为末，用黄酒四两冲服，服后取大汗。肿未消净者可再服。（忌食盐百日）

第十八方

主治：水肿。

处方：白甘遂一两　大枣半斤

用法：先将甘遂用两飯碗水，煎至减半时去甘遂加大枣，再煎至无水为度。每飯前吃大枣三个，吃至便利肿消为止。

第十九方

主治： 肝硬化腹水。

处方： 麻油一斤 粉条四两

用法： 炸熟服二次，腹水可去。

班替氏综合病征方

主治： 脾大。

处方： 川朴五錢 生姜二錢半 炙草二錢
清夏二錢半 党参二錢半 鳖甲五錢
烏葯三錢

用法： 共为細末，煉蜜为丸，每服三錢。

157

胰腺炎方

第一方

主治： 胰腺炎。

处方： 銀花四錢 生栀子三錢 銀柴胡三錢
連翘五錢 广郁金三錢 大黄二錢
黄芩三錢 黄連二錢 沒葯三錢
赤芍四錢 五灵脂三錢 公英六錢

用法： 水煎服。

加减： 如痛不止可送服犀黄丸一至二錢；热甚者銀花、連翘可加至一两；大便燥者可加大黄三至四錢。

第二方

主治： 急性胰腺炎。

处方： 金銀花六錢 連翘四錢 生地四錢

元胡三錢 赤芍三錢 元参三錢
川栋子二錢 丹皮二錢 黄芩一錢半
陈皮二錢 当归三錢

用法： 水煎服。

胆囊炎方

第一方

主治： 胆囊炎。

处方： 柴胡三錢 条芩一錢五分 郁金二錢
枳实二錢 元明粉三錢 黄連一錢
甘草一錢

用法： 水煎服。

加減： 黄疸加茵陈、山栀；热者加銀花、連翘、苦参、甘草；呕吐剧烈者加竹茹或左金丸；腹胀剧痛者加川楝子、元胡、沒葯、乳香；气阻血結者加当归、赤芍、紅花；痰湿重者加蒼朮、半夏、陈皮；有胆道蛔虫者加烏梅丸；因胆道結石加金錢草、鸡内金。

第三方

主治： 胆囊炎。

处方： 抗芍四錢　胆草八分　郁金一錢
木香一錢　沉香八分　生甘草一錢五分
竹茹三錢　元胡一錢　冬葵子一錢
海浮石三錢　滑石一錢　石燕煅三錢
魚脑石三錢　砂仁一錢五分　吳萸八分
川連五分　琥珀一錢(冲)　元明粉五分
茵陈三錢　金錢草三两

用法： 水煎服。

另用： 火硝一两　皂礬五錢　郁金五錢
姜黄五錢　共为細末，每服三分，早、晚各服一次。

第 三 方

主治： 胆囊炎。

处方： 嫩柴胡三錢 黄芩三錢 生栀子三錢
茵陈蒿三錢 生大黄二錢 郁金三錢
赤芍四錢 丹皮三錢 紫丹参三錢
淮木通三錢

用法： 水煎服。

加减： 身发冷热可加銀花四錢、連翘四錢、黄連二錢；右胁痛加明沒葯三錢、五灵脂三錢；病久体弱加炒白朮三錢、生山葯四錢，大黄、黄連、栀子可減少用量。

第 四 方

主治： 胆囊炎。

处方： 柴胡三錢 半夏三錢 黄芩三錢
生姜三片 党参二錢 大黄三錢

枳实三錢　大枣四枚　杭芍四錢
銀花八錢　連翘八錢　公英一两
元胡二錢

用法：水煎服。

胆石症方

第一方

主治：胆石症。

处方：黄連一錢五分　条芩一錢五分　大黄三錢
枳壳三錢　木香三錢　郁金三錢
金錢草一两

用法：水煎服。

加减：呕吐加半夏、陈皮；热重加銀花、公英；高热口渴加生石膏、知母；腹泻去大黄。

第　二　方

主治： 胆結石。

处方： 柴胡三錢　半夏三錢　黃芩三錢

党参二錢　杭芍四錢　生姜三片

大枣四枚　大黃三錢　枳实三錢

金錢草一两　鯉魚齿研末三錢（亦可以黃花魚枕骨代之）

用法： 上十味水煎，送服鯉魚齿末。

加减： 疼甚者加元胡、川楝子；黃疸加茵陈。

第　三　方

主治： 結石腹痛、汗出、脉細。

处方： 龙骨三錢　牡蠣五錢　細辛五分

桂枝三分　白芍二錢　甘草三分

用法： 水煎服。

胆道蛔虫症方

第一方

主治： 胆道蛔虫。

处方： 附子二錢　干姜二錢　人参二錢
当归二錢　黄連二錢　黄柏三錢
桂枝二錢　細辛一錢　川椒一錢
烏梅六——十个

用法： 水煎服，服后甚效，約十五分钟至三十分钟即能显效。

第二方

主治： 胆道蛔虫症。

处方： 甘草四两　蜂蜜一斤

用法： 甘草加水两大碗，煎至一大碗，加入蜂蜜，分六次溫服，每四小时一次，至痛定为止。再用驅蛔葯。

第三方

主治： 小儿胆道蛔虫。

处方： 烏梅五錢 川黄連三錢 川椒一錢五分

甘草一錢

用法： 水煎趁热服下，每日服二次，痛定后，再服驅蛔葯。

第四方

主治： 蛔虫所致之腹痛。

处方： 烏梅四錢 細辛一錢 川椒一錢五分

木香三錢 苦楝根皮五錢 干姜三錢

黄連二錢 黄柏三錢 附子一錢五分

桂枝三錢 吳萸一錢五分

用法： 水煎服。

第五方

主治： 单純蛔虫团梗阻性腹痛。

处方： 烏梅五錢 川椒二錢 川軍五錢后下
芒硝五錢 槟榔五錢 木香四錢
枳实五錢 苦楝皮五錢 干姜二錢
細辛一錢

用法： 煎湯頓服。

第六方

主治： 胆道蛔虫腹痛。

处方： 醋二至四两

用法： 頓服。

第七方

主治： 胆道蛔虫腹痛。

处方： 广木香六錢

用法： 水煎服。

第八方

主治： 蛔虫腹痛。

处方： 雷丸粉五分

用法： 用雷丸粉掺在一、二个鸡蛋內，攪匀，不用油盐，在鍋內摊成餅，一次吃下。

腸梗阻方

第一方

主治： 急性腸梗阻。

处方： 大黃五錢 川厚朴八錢 枳实五錢 芒硝四錢 萊菔子八錢 半夏四錢 生赭石五錢

用法： 水煎服。（該方分量，根据身体强弱年龄大小酌情用之）

第二方

主治： 急性腸梗阻。(适用于症状較輕者)

处方： 川厚朴三錢　萊菔子八錢　制香附四錢
木香三錢　桃仁四錢　枳实四錢
芦薈三錢　青皮四錢

用法： 水煎服。
(以上第一、二方，一般服一、二剂腸梗阻即可解除，如常延不愈，可考慮手术治疗)

第三方

主治： 腸套叠、腸扭結等急性腸梗阻和腸結核等引起的慢性不完全性腸梗阻。(証見腹痛如絞，汗出如珠，大便不通，噁心呕吐，甚則吐糞者)

处方： 蜣螂虫三——七只(根据病人体质强弱、蜣螂虫之大小而定)

用法： 焙黄，研細末，溫开水一次送服。如見吐粪，大便不下者，可于服葯后半小时再吞生豆油四两。

第 四 方

主治： 腸梗阻。

处方： 香油半斤（或用豆油更好）

用法： 一次內服。

闌 尾 炎 方

第 一 方

主治： 急性闌尾炎。

处方： 金銀花四錢　蒲公英四錢　敗醬草三錢　生地楡三錢　粉丹皮五錢　制乳香、沒葯各二錢　生大黃三錢　桃仁四錢　当归尾三錢　冬瓜仁五錢

用法： 水煎服。

加减： 如脉滑数、身冷热，銀花、連翘可加至八錢到一两；痛甚者加犀黄丸一——二錢。

第二方

主治： 急性闌尾炎。

处方： 生大黄三錢 敗酱草八錢 乳香三錢
粉丹皮五錢 生地榆三錢 公英五錢

用法： 水煎服。

第三方

主治： 闌尾炎。

处方： 金銀花二两 連翘二两 丹皮三錢
杭芍五錢 苡米一两 甜瓜子五錢
小薊五錢 乳香二錢 沒葯二錢
桃仁三錢 茵陈三錢 甘草一錢

用法： 水煎服。

（如无甜瓜子，用冬瓜子代之。慢性阑尾炎，銀花、連翘可减用至八錢）

第 四 方

主治： 縮脚腸痈。（包括闌尾炎、闌尾脓肿、盆腔脓瘍及由此引起之腹膜炎）

处方： 紅藤四两 黄酒四两（如无黄酒可用白酒一两）

用法： 水煎乘溫頓服，每日一至二付，按病情緩急而定。

加减： 热盛加丹皮、銀花、連翘；痛甚加元胡、川楝子、烏葯；便秘加大黄、麻仁；局部有肿块加桃仁、紅花、当归。

第 五 方

主治： 闌尾炎。

处方： 地丁一两　公英一两　敗酱草一两

桃仁三錢　冬瓜仁一两

用法： 水煎服。

第六方

主治： 闌尾炎。

处方： 薏仁一两　地丁一两　冬瓜仁五錢
丹皮三錢　桃仁三錢

用法： 水煎服。

第七方

主治： 闌尾炎。

处方： 紅藤一两　地丁一两

用法： 用白酒四杯、煎剩一杯、一次溫服。

第八方

主治： 闌尾炎。

处方： 銀花二两　丹皮五錢　紅藤一两
冬瓜仁一两　地丁一两　薏苡一两

败酱草一两

用法：水煎服。

第九方

主治：阑尾炎。

处方：紫花地丁二两 紅花一——二两

用法：水煎服。

急性肾炎方

第一方

主治：急性肾炎。

处方：赤小豆六錢 茯苓三錢 瞿麦三錢
泽泻二錢 川柏四錢 冬瓜子五錢
車前子二錢 白芍一錢 益元散四錢
通草一錢

用法：水煎服。

加减： 湿重加藿香、佩兰；热重加金银花、条芩、苦参；腰重加杜仲、木瓜；往来寒热加柴胡。

第二方

主治： 急性肾炎。

处方： 茅根二两　荆芥三錢　薄荷三錢
金銀花五錢　連翘三錢　黄芩三錢
山栀三錢

用法： 水煎服。

第三方

主治： 急性肾炎。

处方： 鲜益母草一两

用法： 水煎服，一日分两次服，連服六天有效。

第 四 方

主治： 急性肾炎。

处方： 連翘六錢

用法： 水煎服。每日分三次服，連服七天有效。

慢性肾炎方

第 一 方

主治： 慢性肾炎。

处方： 車前草四錢 茯苓三錢 白茅根六錢
赤小豆四錢 肥知母二錢 阿胶三錢
杜仲三錢 川断二錢 萸肉三錢
杭芍二錢 远志肉三錢 粉甘草一錢

用法： 水煎服。連服十数剂有效。

第二方

主治： 慢性腎炎。

处方： 生黃芪一两　白茅根一两
西瓜皮二两　肉蓯蓉四錢

用法： 水煎服。

（适用于慢性腎炎水肿）

腎和輸尿管結石方

第一方

主治： 腎和輸尿管結石。

处方： 金錢草一——二两　海金砂四錢
猪苓四錢　木香三錢

用法： 水煎服。

第二方

主治： 腎和輸尿管結石。

处方： 金錢草八錢 海金砂六錢 車前子三錢
木通三錢 萹蓄三錢 甘草稍二錢

用法： 水煎服。

尿道結石方

第 一 方

主治： 尿道結石。

处方： 牛膝一两 車前子五錢

用法： 水煎服。

第 二 方

主治： 尿道結石。

处方： 核桃仁四两 冰糖四两 香油四两

用法： 先将核桃仁炸酥后，研細末，和冰糖混合为末，开水冲服。成人每日分二次服完，小儿可分四次服。

阳萎方

第一方

主治： 阳萎。

处方： 党参一两 淫羊藿一两 仙茅一两
沙苑子一两 杞果一两 苡米一两
杭萸肉六錢 巴戟六錢 鎖阳六錢
菟絲子六錢 阳起石五錢 羊腰子一对
（用水燙半熟，去外皮切片晾干）

用法： 上葯共为細末，炼蜜为丸，每丸三錢重，每服一丸，一日一次。

第二方

主治： 阳萎不起。

处方： 露蜂房烧存性，研为末

用法： 每服二錢，新汲井水送服，睡前服。

遺　精　方

第　一　方

主治： 遺精。

处方： 韮菜子若干

用法： 将韮子炒研成面。每服一錢，每日一次，淡盐湯送下。

第　二　方

主治： 遺精。

处方： 桑螵蛸三十个　白糖三錢

用法： 将桑螵蛸烧炭，研成末，加白糖調匀，每晚临睡时一次服完，連服三天。

第三方

主治： 遺精。

处方： 刺猬皮一具

用法： 在瓦上焙黃研面，分成三份，每晚睡前服一份，連服三天，热黃酒冲服。

第四方

主治： 遺精。

处方： 楊树須五錢

用法： 水煎，临睡前一次溫服，連用五、六次。

第五方

主治： 遺精。

处方： 苦参三两　煅牡蠣四两　炒白朮五两

用法： 上葯共为細末，炼蜜为丸。或用雄猪腎一个洗凈煮烂，与葯共搗为丸，如梧桐子大，每服五十丸，每天早、中、晚各服一次，小米湯送下。

第六方

主治： 性机能衰弱之遺精。

处方： 茯苓一两 石蓮肉一两 山葯二两

用法： 上葯共为細末，炼蜜为丸，每服三錢，淡盐湯送下。

第七方

主治： 梦遺。（相火旺动者）

处方： 生地五錢 知母二錢 黄柏二錢

用法： 水煎服。

尿閉方

第一方

主治： 尿閉。（感冒风寒小便驟閉者）

处方： 鮮大葱叶中粘液

用法： 涂尿道口，少时即通。

第二方

主治： 小便不通。

处方： 螻蟈 麝香少許

用法： 上二味共搗納脐中，小便即通。

第三方

主治： 小便不通。

处方： 知母三錢 黃柏二錢 肉桂一錢

用法： 上葯为細末，每服一分，开水送下。

第　四　方

主治： 小便不通。

处方： 甘遂五錢　甘草稍五錢

用法： 甘遂为末，水調敷脐上，甘草稍水煎服。

第　五　方

主治： 小便淋漓疼痛。

处方： 胡蘿蔔纓子一撮（干鮮皆可）

用法： 用胡蘿蔔纓子一撮，开水浸泡当茶飲。待症状消失时，即可停服。

第　六　方

主治： 小便不通，腹部胀滿。

处方： 生葱白带鬚十根

用法： 将葱切碎炒熟，布包熨小腹，小便片刻即通。

第七方

主治： 妇女小便不通。(小便淋漓或癃閉)

处方： 淡竹叶 生祁艾 甘草稍各三錢

用法： 水煎，薰洗阴部。

貧血方

第一方

主治： 再生障碍性貧血。(腎阴虚型貧血)

处方： 潤元参八錢 龟板三錢 当归六錢
大生地八錢 炒白朮三錢 生山葯三錢
阿胶二錢 海螵蛸四錢 五味子五錢
何首烏四錢 茜草三錢 磁石三錢

用法： 水煎服。

第　二　方

主治： 再生障碍性貧血。（腎阳虛型貧血）

处方： 紫石英三錢　灵磁石三錢　炒白朮三錢

生山葯四錢　人参五分　紫瑤桂一錢

破故紙四錢　当归四錢　鹿角胶二錢

巴戟三錢　何首烏四錢　甘草一錢

用法： 水煎服。

第　三　方

主治： 再生障碍性貧血。（腎阴阳两虛型貧血）

处方： 紫石英三錢　紫瑤桂一錢　生山葯四錢

巴戟三錢　鹿角胶二錢　龟板胶三錢

何首烏三錢　生地四錢　五味子三錢

茯神三錢

用法： 水煎服。

第四方

主治： 再生障碍性貧血。（脾阳和腎阳虚型貧血）

处方： 炒白朮三錢　生山葯三錢　人参一錢
补骨脂三錢　烏附子二錢　当归四錢
阳起石三錢　鹿角胶二錢　广木香二錢
紫丹参三錢

用法： 水煎服。

第五方

主治： 貧血經服葯后，脉証正常，而血象不升者。

处方： 鹿茸粉二分　吉林参三分　麝香四厘
血竭二分

用法： 上葯同研。用第一、二、三、四方湯葯送服。

白血病方

主治： 白血病。（白血球增高、发烧、盗汗）

处方： 当归三錢　生地三錢　熟地三錢
秦艽三錢　鱉甲五錢　黄芩三錢
黄連三錢　柴胡二錢　知母三錢
青蒿三錢　黄芪三錢　甘草二錢
黄柏二錢　地骨皮三錢

用法： 水煎、溫服。

过敏性紫癜方

第一方

主治： 紫癜。

处方： 当归三錢　熟地四錢　阿胶二錢

龟板五錢　鱉甲五錢　龙眼肉四錢
女貞子四錢　丹参三錢

用法：水煎服。

第二方

主治：紫癜。

处方：生地六錢　丹皮三錢　犀角三分
紫草四錢　茜草四錢　丹参三錢
赤芍三錢

用法：水煎服。

第三方

主治：紫癜。

处方：三七面五分(冲)　花蕊石三錢
仙鶴草四錢　白芍二錢　藕节三錢
阿胶二錢　丹参三錢　生地五錢

用法：水煎服。

第 四 方

主治： 血小板减少性紫癜症。

处方： 当归三錢　川芎二錢　白芍三錢
生地三錢　丹参四錢　防风三錢
白芷二錢　紅花二錢　天仙藤五錢
威灵仙五錢　炙甘草二錢

用法： 水煎服。

高 血 压 病 方

第 一 方

主治： 高血压。（肝阳上亢型）

处方： 夏枯草五錢　龙胆草三錢　生梔子三錢
南星三錢　鈎藤六錢　菊花三錢
生赭石六錢　生石决五錢　紫貝齿三錢
白薇四錢

用法：水煎服。

第二方

主治：高血压。（阴虚阳亢型）

处方：生杜仲四錢 桑寄生三錢 元参六錢
生地六錢 南星三錢 灵磁石四錢
白蒺藜四錢 鈎藤五錢 生龙齿四錢
天麻三錢

用法：水煎服。

第三方

主治：高血压。（阴虚阳亢型）

处方：灵磁石四錢 生赭石六錢 夏枯草四錢
黄芩三錢 生地八錢 元参八錢
生杜仲三錢 桑寄生四錢 生石决六錢
青連翘三錢

用法：水煎服。

第　四　方

主治： 高血压。（痰热上涌型）

处方： 生石膏五錢　寒水石四錢　滑石五錢
清半夏三錢　胆南星三錢　天麻二錢
杭菊花三錢　竹瀝三錢　生牡蠣四錢
天竺黄二錢

用法： 水煎服。

第　五　方

主治： 高血压。

处方： 山楂粉三两　硝石粉六錢
天麻一两（为細末）　犀角粉一两
党参粉一两　明矾粉二錢　夏枯草三斤

用法： 将夏枯草熬膏加蜂蜜，和上药为丸。每日服四錢，分两次服，連服两个月。

第六方

主治： 高血压。（偏于血管硬化失眠者，宜养阴，鎮肝，潜阳）

处方： 寒水石四錢 磁石三錢 麦冬五錢 天冬四錢 生百合一两 珍珠母六錢

用法： 水煎服。

加減： 失眠加五味子三錢、沙参五錢；心跳甚者加生龙骨三錢；臂痛加全虫、姜黄各二錢。

第七方

主治： 高血压。（脑血管意外后遺症，偏瘫）

处方： 馬蹄决明子八錢 生牡蠣一两 鮮茜草根八錢

用法： 水煎成汁400毫升，每日四次，每次服100毫升。

（高血压病用馬蹄决明子、生牡蠣二味；高血压脑血管意外后遺症者再加鮮茜草根）

第　八　方

主治： 高血压。（气虛型）

处方： 黄芪五錢——一两　当归二錢　川芎一錢
地龙三錢　桃仁二錢　紅花二錢
鈎藤四錢　菊花三錢

用法： 水煎服。

第　九　方

主治： 高血压。（腎阳虛型）

处方： 杜仲三錢　桑寄生八錢　枸杞三錢
續断三錢　菟絲子三錢　熟地四錢
巴戟天三錢　肉蓯容五錢

用法： 水煎服。

第十方

主治： 高血压。（阴虛型）

处方： 生熟地各四錢　生山葯八錢　丹皮三錢
山萸肉四錢　生龙骨五錢　茯苓三錢

用法： 水煎服。

第十一方

主治： 高血压。

处方： 魚枕骨六对（黃花魚脑中小白骨头）

用法： 焙黃趁热放于醋中，取出后研末，白水送下，連服三次。

第十二方

主治： 高血压。

处方： 生地四两　鮮山楂一斤　白糖二两

用法： 将生地、山楂置入鋁鍋內加水煮，待水熬干后端下，将白糖放入，搗如泥状，每天吃三次，每次吃两羹匙，数日可見效果。

第十三方

主治： 高血压。

处方： 海宝一个　白糖若干

用法： 将白糖若干溶于一碗茶水中，待水凉后，浸泡海宝一天一夜，第二天清晨将水倒出口服，每日一次，血压緩緩下降。

第十四方

主治： 高血压。

处方： 小薊草一两　豨簽草五錢　車前草五錢

用法： 以上三味水煎服，須連續服八剂，每日一剂，服第八剂时加白矾二一三分（約黄豆粒大小）同煎。

（必須連續服用八剂，不可間断，

为一疗程。为了巩固疗效，可間隔十一十五天后再服一疗程)

第十五方

主治： 高血压。(头暈、耳鳴、两腿无力)

处方： 鲜小薊二两

用法： 将小薊搗烂取汁两酒杯，分二次服，为一日量。

第十六方

主治： 高血压。

处方： 怀牛膝四錢　石斛三錢　生紫貝齿八錢　西瓜子一两

用法： 用西瓜子（三白西瓜子）先煎，后入上葯再煎，日分三次服之，三付有效。

第十七方

主治： 高血压眩暈。

处方： 綠豆一把　冰糖核桃大一块

用法： 将綠豆放在碗里加水与糖蒸熟，每日吃一付，連服一月，可降頑固性高血压。

第十八方

主治： 高血压。

处方： 大薊适量

用法： 水煎或开水泡，当茶飲之。

第十九方

主治： 高血压。

处方： 地龙适量

用法： 上葯洗凈研末，每次服三—五克，日服三次，連服二个月。

第二十方

主治： 高血压。

处方： 青葙子一两

用法： 水煎服。分三次量，一日服完。連服七天。

第二十一方

主治： 高血压。

处方： 山楂若干

用法： 水煎当茶飲之，常服有效。

第二十二方

主治： 高血压。

处方： 千年健　透骨草　追地风
一枝蒿各二錢

用法： 上四味水煎，洗头足，常洗有效。

第二十三方

主治： 高血压。

处方： 荷叶四錢　苦丁茶五錢　鈎藤五錢

用法： 上葯开水泡当茶喝，随时飲之，連服两个月。

第二十四方

主治： 高血压。

处方： 地龙四十克　60％酒精100毫升

用法： 地龙洗凈搗碎放入酒精內，每天振盪两次，浸泡三天，用时过濾，一次十毫升，日服三次。

第二十五方

主治： 高血压。

处方： 向日葵花子的托盘

用法： 将上物弄成小块，煎湯口服，每日三次。同时，此物也可煎湯洗脚配合治疗。

第二十六方

主治： 高血压。

处方： 玉米須五两

用法： 水煎代茶，常服。

第二十七方

主治： 高血压眩暈。

处方： 芹菜一斤

用法： 用鲜芹菜洗净后切碎，开水浇一下，搗絞其汁，每日飲两次，每次半杯。

第二十八方

主治： 高血压。（头昏、視力減退）

处方： 草决明四錢

用法： 水煎代茶，頻服有效。

第二十九方

主治： 高血压。

处方： 淡菜三十个　松花三个

用法： 淡菜煎湯，与松花同吃，淡菜湯溫服。服一次后，血压如不下降，可再服二次。

风湿性心脏病方

主治： 风湿性心脏病。

处方： 桂枝尖三錢　茯苓三錢　生白朮三錢
炙甘草二錢　党参三錢　生牡蠣五錢
全当归三錢　丹参六錢　紅花三錢
桃仁三錢　生鉄落一两

用法： 水煎服。

陣发性心动过速方

主治: 陣发性心动过速。

处方: 何首烏三錢 五味子三錢 玉竹四錢 寸冬四錢 南星三錢 远志三錢 生龙骨四錢 生磁石三錢 鈎藤五錢 硃砂四分(研冲) 琥珀三分(研冲) 吉林参五分(冲)

用法: 水煎服。

加減: 脉細数，舌紅心煩加生地六錢、元参六錢；失眠多梦加茯神四錢。

心絞痛方

第一方

主治: 心絞痛。

处方： 人参二分　麝香三厘　血竭一分
華拨二分　乳香三分　安息香五厘
丁香一分　苏合香五厘　郁金一分
沉香二分

用法： 上葯共为細末，一次服。每日一到二次。

第　二　方

主治： 心絞痛。

处方： 苏合丸

用法： 每日一付或半付。

第　三　方

主治： 心絞痛。

处方： 丹参三錢　姜黄三錢　灵脂三錢
瓜蔞六錢　薤白三錢　桂枝五錢
桃仁三錢　紅花三錢　远志肉三錢
沉香面一錢（分冲）

用法： 上药以水400毫升，煎服200毫升；再用水300毫升煎取100毫升。二煎，合匀分两次服。

第 四 方

主治： 心絞痛。

处方： 当归五錢　丹参五錢　蒲黄三錢
五灵脂三錢　肉桂心三錢　細辛二錢
菖蒲二錢　远志二錢　甘草一錢

用法： 上葯共为細末，每日服二分，开水送下，二小时服一次。

第 五 方

主治： 高血压、心絞痛。

处方： 五灵脂(醋炒)一两　茺蔚子(醋炒)一两
藏紅花五錢　老京墨一两
眞百草霜(純淨)一两　綠豆団粉六两

用法： 先将前四味研为細末，再兑入百草

198

霜、团粉，調匀后用鮮猪苦胆汁拌攪，以干湿可丸为度如黄豆大，每晚睡前用清茶送服二、三粒。

甲状腺肿方

第 一 方

主治： 甲状腺肿。

处方： 海蛤粉二两 海藻二两 昆布二两 海螵蛸二两 煅牡蠣二两 浙貝五錢 陈皮五錢

用法： 上葯共为細末，每服三錢，日服二至三次，白水送服，連服二至三个月。

第 二 方

主治： 甲状腺肿大。

处方： 浙貝母 海藻 生牡蠣各四两

用法： 上药共研細末，每服三錢，日服二次，飯前白酒送下。

第三方

主治： 瘿瘤。（俗称粗脖子病）

处方： 海藻二两　昆布二两　海带四两
海蛤一两　海螵蛸一两

用法： 上药为粗末，每服五錢，水煎食后服。

糖尿病方

第一方

主治： 糖尿病。(阴虛型：身倦，心悸，神疲，口渴引飲，心煩热，失眠，盜汗，便燥，小便頻，脉虛大或細数

无力）

处方： 熟地五錢 杜仲三錢 菟絲子三錢
何首烏五錢 枸杞五錢 人参五分
生山葯四錢 萸肉五錢 五味子三錢
桑螵蛸三錢
另用胰粉三錢或猪鞭粉三錢冲服

用法： 水煎服。

第 二 方

主治： 糖尿病。（气虚阴弱型：身倦，心悸，面色蒼白，腹滿便溏，消瘦，口渴嗜飲，小便頻数，脉細或沉微）

处方： 黄芪五錢 人参五分 白朮三錢
山葯五錢 紫河車二錢 萸肉五錢
天冬四錢 麦冬四錢 何首烏三錢
熟地五錢 杭芍四錢 肉蓯蓉五錢
另用胰粉三錢或猪鞭粉三錢冲服

用法： 水煎服。

第 三 方

主治： 糖尿病。(肾阳衰微型：口渴，便溏，四肢厥冷，气短神疲，小便频数，脉沉細微弱，右尺尤甚)

处方： 鹿茸三錢 肉桂一錢 附子二錢
补骨脂五錢 吉林参五分 肉蓯蓉五錢
熟地五錢 杜仲四錢 桑螵蛸三錢
五味子三錢 萸肉五錢 煅牡蠣五錢

用法： 水煎服。

第 四 方

主治： 糖尿病。(阴虚阳亢型：身倦，口渴，大便燥，神疲，尿頻，脉弦数或滑数、細数)

处方： 生地五錢 丹皮四錢 杜仲四錢
枸杞五錢 五味子三錢 黃連三錢
知母三錢 天花粉四錢 天門冬五錢

元参五錢 桑螵蛸三錢

用法：水煎服。

第 五 方

主治：糖尿病。（消渴、多飲多尿）

处方：熟地四两 山葯八錢 泽泻二錢

北沙参四錢 萸肉四錢 丹皮三錢

茯苓三錢 寸冬六錢 枸杞四錢

菟絲子四錢 附子二錢 肉桂一錢半

蓮子四錢 雞內金四錢

用法：上葯加水二千毫升，煎至一千毫升，

冷服，一日一夜服完。

第 六 方

主治：糖尿病。

处方：茄楠香二錢 沙苑子八錢 蒺藜三錢

熟地五錢 金石斛三錢 泽泻五錢

远志三錢 砂仁三錢 萸肉一两

山葯一两 茯苓五錢 猪胰子二个

用法： 上葯共为細末，水泛为丸，每服一錢，早、晚各一次。

第七方

主治： 消渴。（腎阴不足、虛火烁肺，津枯消渴者）

处方： 大黑豆一两 天花粉六錢

用法： 煎湯頻服。

第八方

主治： 糖尿病。

处方： 土炒白朮一两 巴戟一两 小茴香一两 茯苓一两 杜仲一两 青皮三錢 陈皮四錢 川椒一两 青盐一两 川朴三錢 故紙一两 生地一两 蓯蓉一两

用法： 上葯用黃酒浸透，加十飯碗水煎剩五碗，第二煎仍用十飯碗水，煎剩五碗，两煎葯汁兌在一起，煮雄黑豆三斤（雄黑豆即綠里黑豆）。每日服三次，每次服豆二十粒，嚼极烂，白水送下。

风湿性关节炎方

第 一 方

主治： 风湿性关节疼痛。

处方： 独活二錢 秦艽三錢 川芎三錢
自芷三錢 汉防己四錢 海桐皮三錢
乳香三錢 桃仁三錢 黃柏三錢
威灵仙三錢。

用法： 水煎服。

加減： 风胜加羌活二錢、防风三錢；湿胜加蒼朮三錢、泽泻三錢、木通三錢；寒甚而痛剧者加川烏二錢、草烏二錢；痛甚者加絡石籐三錢、沒葯三錢、五加皮三錢；关节肿痛送服犀黃丸一——二錢。

第二方

主治： 风湿关节炎。

处方： 馬前子一錢 苡米一两 川烏五錢
地龙一两 乳沒各五錢。

用法： 馬前子与苡米同炒至黃色，去馬前子，合諸葯炼蜜为丸，每丸一錢重，每日一丸，酒服。服五日后，继服下方：絲瓜絡三錢 生苡仁五錢
泽泻三錢 通草二錢
（水煎服）

服二剂后再服丸葯，服五付丸葯后，继服湯葯方，輪流服用。

第 三 方

主治： 风湿关节疼。

处方： 炙馬前子二錢 当归二錢 甘草二錢
甲珠二錢 川烏二錢 草烏二錢
麻黄三錢 蒼朮二錢 半夏二錢
姜黄二錢 灵仙一錢

用法： 上药共为細末，蜜丸，每服一錢。

第 四 方

主治： 寒腿痛、膝关节痛，属寒盛者。

处方： 蒼朮一两 木瓜一两 牛膝一两
吳萸一两 花椒四錢 胡椒四錢

用法： 上葯共为細末，用好烧酒一斤燙热，和上葯調成膏，敷膝盖上，外用棉布裹好，过一夜，見汗为度。

第五方

主治： 风湿性关节痛。

处方： 青风藤三錢 海风藤三錢 桑枝五錢 伸筋草三錢 穿山甲三錢（搗碎）

用法： 以上葯五味，泡白干酒一斤浸十五天，每服一——二小盅（約合旧秤半两量），睡前服。体虚弱者酌加狗脊、枸杞各三——五錢（服上葯，以无酒瘾者效果佳，嗜酒者效果欠佳）。

第六方

主治： 风寒关节疼或全身疼。

处方： 老姜一两（切）葱头三个（切）橘子叶五錢。

用法： 上三味和酒炒热，用布熨痛处，每天二、三次，直到不痛为止。

第七方

主治：关节疼痛。

处方：食盐一斤　小茴香四两

用法：上二味放在鍋内炒热，用布包熨痛处，每天二、三次，葯用过后，下次仍可使用。

第八方

主治：四肢关节疼痛。

处方：老鸛草不拘多少

用法：以水煎湯薰洗患部，每日一至二次，洗后避风寒。

第九方

主治：关节炎。（腕关节及踝关节疼痛无力）

处方：老米醋半斤　芝麻油数滴（加入醋内）

用法：将醋熬至滚开，趁热洗患部，三、四次即愈。洗后避风寒。

第十方

主治: 风湿性关节疼痛。

处方: 寬筋籐四两　猪蹄二个

用法: 上二味加水熬湯，喝湯，吃猪蹄。一般需連用七、八付至十数付。

腰、腿痛方

第一方

主治: 风寒性腰腿痛。

处方: 肉桂四錢　郁金四錢　台参四錢
牛膝七錢　麻黄四錢　海参四錢
陈皮四錢　鹿茸四錢　川軍四錢

用法: 上葯共分两份，煎一半、丸一半(以蜜为丸)。用黄酒三斤煎湯后，以汤药送丸药，一次服完。

第二方

主治： 风寒侵袭、筋骨疼痛。

处方： 肉桂三錢 蒼朮三錢 山甲二錢
川羌二錢 白芷二錢 公丁香三錢
續断三錢

用法： 上葯共为粗末，先单用沙土二杯炒热，继用食盐一杯炒，后将葯末三錢同炒热，放于布袋內熨痛处。每次用葯末三錢，第二次仍用上次土、盐，只加葯末即可。

第三方

主治： 腰腿疼痛、游走不定。

处方： 虎脛骨三两 沒葯五錢

用法： 二味为末每次服二錢，溫酒調送，早、晚各服一次，連服三天。

第　四　方

主治: 风寒腿疼。

处方: 木耳一两　山甲八錢　炮姜三錢

用法: 上三味共为細末，加鸡蛋一个，香油炒，每天一付，連服数付。

第　五　方

主治: 下部受寒，两腿疼痛。

处方: 鮮生姜二斤　紅糖一斤

用法: 生姜搗烂如泥，紅糖用水溶化，与生姜泥調匀，用小火熬成羔，每天早、中、晚各服一湯匙，連服数天。

第　六　方

主治: 腰痛。

处方: 馬料豆（小黑豆）三斤

用法: 用水煮熟加盐調食，每天服三次，每次服一至二两。

第　七　方

主治： 寒湿腰痛。

处方： 黑豆四两　白酒四两

用法： 将黑豆炒黄，去黑皮捣碎，用白酒泡一夜，分成二份，每天晚上服一份，两天服完。

第　八　方

主治： 久病风湿腰痛。

处方： 白朮一两　薏仁二两

用法： 水煎服。連服数付。

第　九　方

主治： 腰腿痛。

处方： 蝈蝈三个

用法： 将上药泡入醋內一百天，用瓦焙干，研成細末，黃酒送下。

第十方

主治： 急性腰痛。

处方： 生山梔子一两

用法： 研成細面，用鸡蛋清調成糊状，敷于疼痛处。疼止即拭去。

三叉神經痛方

第一方

主治： 三叉神經痛。

处方： 生地五錢　白芍五錢　当归三錢
元参五錢　蒺藜五錢　胆星二錢
生赭石一两

用法： 水煎服。另用全蝎二只、蜈蚣一条，二味为末，冲服。

214

第　二　方

主治： 三叉神經痛。

处方： 生地三錢　酒川芎一錢半　防风一錢　白芍四錢　醋柴胡一錢　酒当归三錢　殭蚕一錢半　酒地龙二錢　白芷一錢半　細辛五分　黄芩一錢半　鈎籐三錢　羌活一錢

用法： 水煎服。

第　三　方

主治： 三叉神經痛。

处方： 酒白芍一两　蜜炙甘草四錢

用法： 水煎服。連服数付。

中风方

第一方

主治： 中风。（半身不遂）

处方： 酒当归一錢 酒川芎一錢 山甲珠三錢
天痲一錢 川烏三錢 灵仙一錢
苦参一錢 元参一錢 草烏一錢
炙甘草五分 柴胡一錢 姜黃一錢
（处方一）
烏葯二錢 酒香附一錢 姜黃一錢
灵仙一錢 酒川芎七分 羌活一錢
炙甘草五分 当归三錢 桃仁七分
南星八分 桑枝十四寸
（处方二）

用法： 上述一、二方均在晚間服，先服第一方第一煎，中間隔一——二小时再服第二方第一煎，服后盖被取汗，汗出即愈，不出不愈。第二天早晨将第一、二方第二煎混合在一起服下，一般可服三剂（两付为一剂），无不良反应。

（以上一、二剂适用于病初起在一至三个月以内，对口眼歪斜、瘫痪、半身麻木均有效）

第 二 方

主治： 中风。（半身不遂）

处方： 仙灵脾一斤　白酒二斤

用法： 仙灵脾切細，装入小布袋內，放在酒中泡二十一天后，頻飲。

第 三 方

主治： 口眼喎斜。

处方： 葛根五錢　升麻一錢半　白芷二錢

殭蚕一錢半 生黄芪一錢半 桂枝五分
桔梗一錢 甘草五分

用法：水煎服。

加减：有热再加銀花、連翘、知母各三錢；口眼喎斜甚者加当归三錢、蜈蚣一条。

第 四 方

主治：中风口歪。

处方：新石灰适量

用法：上药研細，过罗，以醋調如泥，涂之。左歪涂右，右歪涂左，即可牵正。

第 五 方

主治：面瘫初起，口眼歪斜，口角流涎。

处方：千年健 鉆地风各五錢

用法：水煎服。每日一剂，連服两剂。亦可作散剂。

218

第 六 方

主治： 吊綫风、口眼歪斜。(不适用于脑血管意外形成的口眼歪斜)

处方： 桂枝五錢 麻黃二錢 防风三錢 葛根三錢 秦艽三錢

用法： 将上葯装入紗袋內，用黃酒半斤兑水半斤（加水以覆盖紗袋为宜）煮沸，后将葯袋取出，患側用毛巾盖上（防止热燙），葯袋置于毛巾上热敷，日三次，連敷三——七天。

第 七 方

主治： 筋骨无力，膝足軟弱，手脚不遂，不能步行。

处方： 生草烏(去皮臍) 番木別(去壳炒) 五灵脂 白胶香各三两半 当归一两 斑蝥一百枚(去足翅醋炒熟) 黑豆一斤

用法： 先将前六味薪研为細末，再加黑豆面，以醋煮糊丸如芡实大。成年人每服一丸，酒送下；小儿每丸分四、五次服，十岁以上十五岁以下，每丸分二、三次服。服后小便淋漓，即其效果。

手足搐搦方

第一方

主治： 手足搐搦。

处方： 宣木瓜三錢 川芎三錢 生龙骨四錢
殭蚕二錢 蜈蚣三条 鈎藤五錢
天麻三錢 甘草一錢

用法： 水煎服。

第　二　方

主治： 手足搐搦。（鸡爪风）

处方： 全蝎二錢　蜈蚣二錢

用法： 上葯共为細末，分八次服完，每天早、晚各服一次。

第　三　方

主治： 手足搐搦。

处方： 煅蛤粉三两

用法： 上葯为末，在临发病前服三錢，黄酒送下。

第　四　方

主治： 鸡爪风。

处方： 吴茱萸三錢　木瓜五錢

用法： 水煎服。

癲癇方

第一方

主治： 癲癇。

处方： 硫化鉛三錢　清夏三錢　胆南星二錢
明天麻四錢　灵磁石四錢　鈎藤八錢
殭蚕三錢　全蝎二錢　生赭石四錢
全蜈蚣三条　元参五錢　硃砂（冲）四分

用法： 水煎服。

第二方

主治： 癲癇。

处方： 羊心三个　胖大海二十一个

用法： 羊心用竹刀或瓷鋒剖开，各納入胖大海七个，砂鍋熬熟，每晚吃羊心一个。

头痛、头晕方

第 一 方

主治： 风寒头痛。

处方： 生川烏四两

用法： 上葯搗碎，用陈醋拌后炒热，再用紗布包成两包，敷在疼痛剧烈处。

第 二 方

主治： 风寒头痛。

处方： 荆芥三錢　防风三錢　白芷三錢
羌活二錢

用法： 水煎服。

第 三 方

主治： 头痛时作或陣陣剧痛。

处方：白附子一个 川芎一錢 葱白五錢

用法：将葱白搗如泥，再把白附子、川芎共研細末，葱、葯混合，調匀攤在牛皮紙上，貼两太阳穴处，一小时后取下，头痛可止。

第 四 方

主治：风热头痛，証見头痛如裂，面目紅赤，发热口渴，便秘者。

处方：决明子一两

用法：上葯炒研，凉开水調和，擦在头部两太阳穴处。

第 五 方

主治：偏正头痛及受风头痛、眩暈。

处方：川芎二錢 白芷二錢 細辛一錢五分

用法：水煎服。

第六方

主治： 神經性头痛。

处方： 地龙五錢 生甘草一錢 全蝎三錢

用法： 共为細末。每天服三次，每次服一錢。

第七方

主治： 偏头痛。

处方： 牛蒡子一两

用法： 上葯炒研为末，开水調服，白酒为引。每次服三錢，每日服一次，服后盖被取微汗。

第八方

主治： 偏头痛。

处方： 白蘿萛适量

用法： 将蘿萛洗淨，剝去皮，搗烂取汁。

将汁滴入鼻孔內，每次滴三、五滴，半小时滴一次，俟头痛止即停。

第九方

主治： 偏头痛。

处方： 枸杞根一两

用法： 水煎，每晚飯后服一付。

第十方

主治： 头痛、眩晕。

处方： 菊花一两

用法： 上葯研为末，每服一錢，酒調送下。每天早、晚各服一次，連服数付。

第十一方

主治： 虛火上升头暈。

处方： 大黄三两

用法： 将大黄酒浸，炒三次研成細末。每天早、晚各服二錢，用清茶水调送。

第十二方

主治：老年头暈。

处方：白蘿萯一两　生姜一两　大葱一两

用法：上三味共搗如泥，敷在头前部，每日一次，半小时取下。連用三、四次即愈。

第十三方

主治：上焦火盛，头目眩暈。

处方：生蜜一两　薄荷三錢

用法：上二味水煎，睡前溫服。

第十四方

主治：偏头痛。

处方：蝉蜕五錢　梅片一錢

用法：上两味共研为末，嗃鼻。

第十五方

主治: 一切头痛、牙痛。

处方: 乳香 没药 川芎 雄黄 白芷各二錢 盆硝五錢

用法: 上药共为細末，嗃鼻。

第十六方

主治: 头痛。

处方: 晚蚕砂二两 川芎五錢 殭蚕每岁用一个

用法: 水煎一大碗，用厚紙将碗盖严，中挖一孔，令热气薰痛处。

第十七方

主治: 美尼尔氏綜合征。(眩暈)

处方: 五味子三錢 酸枣仁三錢 山药三錢 当归二錢 桂元肉五錢

用法: 水煎服，每日一剂。

失眠方

第一方

主治： 失眠、惊悸、不寐。

处方： 制南星三两　血琥珀三錢　白茯神一两
石菖蒲一两　生石膏二两　党参一两

用法： 上药为末，炼蜜为丸，三錢重，硃砂为衣，每晚服一丸。

第二方

主治： 神經衰弱、失眠、心悸、多梦、脉細弱。

处方： 鲜鸡子黄一枚(受精者佳)

用法： 临睡前半小时，打破鸡蛋一枚，在茶碗內去蛋清，用黄，以开水冲之吞服，每日一次，久服为佳。

229

吐血方

第一方

主治： 吐血。

处方： 生地一两　血余二錢　棕榈炭二錢

用法： 水煎，独食生地一味。

第二方

主治： 吐血。

处方： 花蕊石三錢　汉三七二錢　生赭石四錢

用法： 共为細末，每付錢半，白水送服，早、晚各一次。

第三方

主治： 吐血。

处方： 枯矾五分　血竭四分　三七三分

用法： 共为細末，一次冲服。

鼻衄方

第一方

主治： 溫病衄血。(包括鼻衄、齿衄、舌衄)

处方： 鮮茅根(肥白者佳)二——三两

用法： 煎湯頻服。

第二方

主治： 肺热、肝火所引起之鼻出血。

处方： 煆龙骨适量

用法： 将煆龙骨研极細末，吹入鼻中，塞以棉球。

第三方

主治： 鼻衄。

处方： 白茅花（即白茅根的花）一撮

用法： 沸水泡开频服。

第四方

主治： 鼻衄。

处方： 大蒜适量

用法： 将蒜捣成泥，敷脚心涌泉穴。

便血方

第一方

主治： 大便下血。

处方： 楊树花适量

用法： 烧存性为末，每次白水送服一錢。

第二方

主治： 便血。

处方： 椿白皮六两　冰糖四两

用法： 加水四碗，煎成两碗，分两次服下。

第　三　方

主治： 便血。

处方： 槐花四錢

用法： 水煎服。

第　四　方

主治： 便血。

处方： 地榆炭适量

用法： 研細末，每次服錢半至二錢即可。

尿　血　方

第　一　方

主治： 尿血。

处方： 小薊炭五錢　梔子二錢　生地四錢

藕节四錢　甘草稍二錢

用法：煎湯。分二次服，一日一剂，連服三、四剂。

第二方

主治：尿血。

处方：大麦杆灰一两　烏梅三个

用法：水煎澄清、溫服。每天晚飯前服一次，連服三、四次。

第三方

主治：尿血。

处方：鮮生地一两　鮮茅根一两

用法：水煎去渣服。

第四方

主治：尿血。

处方：大小薊五錢　六一散三錢　川柏二錢

234

用法： 水煎服。

第　五　方

主治： 尿血。

处方： 百草霜五錢

用法： 用黄酒冲服（适用于尿血不止）。

第　六　方

主治： 尿血。

处方： 牛膝三錢　郁金三錢

用法： 水煎服（适用于心火盛之尿血）。

第　七　方

主治： 火淋溺血。

处方： 大蓟一两　生地三錢　滑石五錢
栀子三錢

用法： 水煎服。

疝气方

第一方

主治： 疝气。

处方： 白朮二錢　云苓三錢　猪苓三錢
泽泻二錢　木香一錢半　木通一錢半
橘核四錢　荔枝核四錢　肉桂五分
海藻四錢　昆布二錢　乳香二錢
沒葯二錢　桃仁一錢　小茴香一錢半
山甲二錢　川楝子三錢

用法： 水煎服。

加减： 左加吳萸一錢，　右加干姜一錢。

第二方

主治： 疝气。

处方： 橘核炒　荔枝核炒　山楂核炒 各一两

紅糖适量

用法： 上葯共研細末，分三次开水調服，一日一剂，連服三日。

第　三　方

主治： 睾丸脹大，麻木疼痛，奔豚疝气。

处方： 川楝子（拣肥大者）四十九枚

用法： 上葯用水泡軟，切开去核，用肉。分做七份。一份用小茴香五錢 同炒；一份用萊菔子二錢半　同炒；一份用破故紙二錢半 同炒； 一 份 用 斑蝥十四枚同炒；一份用黑丑二錢半同炒；一份用巴豆十四枚 同炒；一份用食盐二錢 同炒。經炒过后，去巴豆、斑蝥、萊菔子三味不用，再加青木香五錢，广木香二錢半，肉桂二錢半，同研为末，以酒煮面糊为丸，如梧子大，晾干。每服三十丸，食前盐湯送服，一日三次。

脱肛方

第一方

主治：脱肛。
处方：防风一两 升麻一两
用法：水煎薰洗肛門。

第二方

主治：脱肛。
处方：五倍子二两
用法：水煎薰洗肛門。

第三方

主治：脱肛。
处方：党参四錢 炙黃芪五錢 炙升麻一錢

炙甘草一錢

用法： 水煎去渣溫服。

第　四　方

主治： 脫肛。

处方： 訶子肉三錢　肉豆蔻三錢　黃芪八錢
白朮三錢　升麻二錢　当归三錢
甘草二錢

用法： 湯剂水煎服。丸剂，上葯量加倍，为細末，炼蜜为丸，三錢重，每服一丸，日两次，白水送服。

第　五　方

主治： 小儿脫肛。

处方： 蝉蜕三个

用法： 研末，香油調涂肛門直腸头。

· 白页 ·

四、肿瘤病方选

癌　症　方

第　一　方

主治： 癌症。

处方： 水銀三两　　白矾三两　　火硝三两

用法： 上三味共升为丹，每次服0.4—0.8克，隔五天服一次。

第　二　方

主治： 癌症。

处方： 硇砂四錢　　冰片五錢　　天麻四錢

白芨三錢　　金礞石一两半

芥穗五錢　　蜈蚣三条　　樟丹三錢

全虫三錢　　巴豆霜四錢　川軍二两

麝香一錢　血竭七錢　蒼朮一两
甘草四錢　川芎四錢　乳香七錢
沒葯七錢　蟾酥五錢　硃砂五錢
銀花四錢　斑蝥七个　雄黄一两
杜仲四錢　沉香一两（人乳汁泡）
黄芩一两　蝸牛四錢　山甲一两半

用法： 上葯共为細末，乳汁蟾酥为丸，如小豆大，每次服三至五丸，每天服二次。

第三方

主治： 癌症。

处方： 明白矾五錢　菖蒲一两　雄黄八錢
琥珀五錢　甘草三錢　血竭三錢
郁金五錢　硼砂五錢　山甲一两
冰片一錢　滑石五錢

用法： 上葯共为細末，装入〇号胶囊，每付六个，約一錢半重。一日二付。

第四方

主治： 癌症。

处方： 鉄甲軍四錢 狗宝一两 猴枣五錢
馬宝一两 九香虫一两 天冬二两
桃仁三两 生地二两 急性子三两
茶叶三两（一級） 木香三两
油桂三两 萊菔子一两 槐角一两半
槐花一两半 紅花二两 山甲一两
雄黄一两半 柿蒂一两 硼砂一两
灵仙二两 党参二两

用法： 上葯共为細末，炼蜜为丸，每丸三錢，每服一丸，每天服一次。

食道癌方

第一方

主治: 食道癌。

处方: 海藻一两　水蛭二錢

用法: 上二味为末，用黄酒冲服，每次服二錢，一日二次，連服一个月至二个月。

第二方

主治: 食道癌、胃癌。

处方: 桑白皮三两　米醋三两

用法: 上二味放在鍋內煎半小时，少加糖，一日分数次服完。連服多日。

胃 癌 方

主治： 胃癌。

处方： 核桃二十个　大枣二十个　槟榔二十个

用法： 上三味均用炭火烧烤黑色成炭而存性，加飞铁落半斤，共为細末，炼蜜为丸。共制成三十粒，每次服二粒，每天服三次。用番泻叶一两煎湯送下。輕者用两料，重者可服三、四料。

宫 頸 癌 方

第 一 方

主治： 宫頸癌。

处方： 当归一两半　川芎八錢　紫苏叶二两

于朮一两半　川厚朴一两　云苓二两
干姜二錢　泽泻一两半　紫河車一两半
水蛭五錢　虻虫四錢　西羊角一两半
乳香三錢　沒葯三錢　苦瓜根一两
杭白芍一两半　五灵脂一两

用法： 上葯共为細末，炼蜜为丸。每次服二錢，早、晚各服一次。

第二方

主治： 宮頸癌。

处方： 烏賊骨三錢　車前草二錢　郁金二錢
滑石四錢　夏枯草三錢　大腹皮一錢
青皮二錢　五灵脂二錢　乳香二錢
郁李仁八分　熟地四錢　半夏二錢
昆布二錢

用法： 水煎服。每日一付。

第　三　方

主治： 宫頸癌。

处方： 山豆根三錢　黄芩五錢　黄柏二錢　牡蠣四錢

用法： 水煎服。每日一付。

· 白 页 ·

五、妇科病方选

痛經方

第一方

主治： 痛經。

处方： 当归三錢 丹参四錢 乳香 沒葯各三錢 川楝子二錢 烏葯二錢 艾叶二錢 肉桂二錢 香附三錢

用法： 水煎服。

加减： 腰疼加桑寄生、川續断；經量少，色淡加熟地；經量多加阿胶、艾叶炭；便溏加山葯、党参；脾胃虛寒加神粬、白朮；腹胀加枳壳、柴胡。

第二方

主治： 痛經。

处方： 制香附三錢 橘核五錢 鷄血藤三錢
姜黄一錢半 烏葯二錢 泽兰三錢
坤草四錢 五灵脂三錢 元胡二錢
桃仁三錢 紅花三錢

用法： 每月月經期服二付，連服三—四个月，疼痛即愈。（即月經前一天服葯，連服二付，如再疼可再服一付，疼止即停葯。下月仍如此服法）

第三方

主治： 痛經。（行經期間腰腹疼痛难忍）

处方： 炒杭芍五錢 乳香八分 丹参三錢
元胡二錢

用法： 水煎服。亦可研成細末，每服三錢，白水送下，日服两次。有寒者用姜糖水送下。

第 四 方

主治： 痛經。（月經堵塞脐腹疼痛）

处方： 当归一两　　元胡一两

用法： 上二味为末，每服三錢，加生姜三片，水煎服。早、晚各一付，連服三天。

第 五 方

主治： 痛經。

处方： 五灵脂三錢　生蒲黄二錢

用法： 水煎服。

第 六 方

主治： 痛經。

处方： 香附一两

用法： 上葯研末，每服二錢，用草紅花煎湯送下。

第七方

主治： 痛經。（月經不暢，脐下疼，腹胀）

处方： 当归四錢　干漆三錢（炒令烟尽）

用法： 上二味为末，蜜丸，如梧桐子大。每服十五丸，黄酒送下，每晚飯后服一次，連服三次。

第八方

主治： 痛經。（治經前及經初行时，小腹拘急，隐疼，硬而有块的实症）

处方： 桃仁七个（打碎）　百草霜一錢（研末）

用法： 上二味混合，用酒一盅，溫开水一茶杯冲服，每天一次，連服三天。

經閉方

第一方

主治： 經閉。

处方： 当归一錢　山楂一两　白朮三錢
元肉五錢　丹参四錢　赤芍三錢
刘寄奴三錢　山葯六錢

用法： 水煎服。

加減： 肝郁气滞加柴胡、麦芽；气虛加黃芪；血虛加熟地；脾胃虛弱重用山葯、白朮。

第二方

主治： 經閉。

处方： 紅花三錢　黑豆五两　紅糖三两

用法： 水煎一次服下。

（对于妇女經閉或成年月經不調有良效）

第三方

主治： 經閉。

处方： 茜草五錢　当归四錢

用法： 水煎服。

第四方

主治： 經閉。

处方： 茜草四两　蚕砂（炒去烟）二两

用法： 水煎后加黄酒二两同服，連服数付。

（适用于气滞血瘀經閉者）

第五方

主治： 經閉。

处方： 茜草三錢

254

用法： 水煎，每日服一付，連服三天，如不愈，再接服三付。

（适用于血瘀經閉者）

第六方

主治： 經閉。

处方： 丹参三两

用法： 水煎，空心溫服，每日一剂，連服数天。

（适用于出血过多或生育太多，久病的血枯經閉者）

带症方

第一方

主治： 带症。（脾虛带下）

处方： 白朮五錢　山葯八錢　白芍三錢

蒼朮三錢　甘草錢半　陈皮三錢
黑芥穗錢半　柴胡錢半　車前子三錢
焦稻芽一两

用法： 水煎服。

加減： 下肢浮肿，柴胡、芥穗减量，加茯苓皮六錢、冬瓜皮五錢；腰疼加桑寄生五錢、杜仲四錢；带下甚多如崩者加烏賊骨一两、蓮須四錢（溲清者少用）。

第　二　方

主治： 带症。

处方： 白扁豆花五錢

用法： 水煎服。

方　三　第

主治： 带症。

处方： 乔麦面三錢

用法： 上葯放在鍋內蒸熟，用鸡子淸調和为丸。每丸三錢重，每次一丸，溫开水送下，每日早、晚各服一次，連服数天。

第 四 方

主治： 带症。

处方： 白鸡冠花五錢 蒼朮錢半

用法： 水煎服。

第 五 方

主治： 带症。

处方： 香椿树根一把

用法： 上葯用小米泔水一大碗煎煮去渣，空腹服下。每天一次，連服三天。

第 六 方

主治： 带症。

处方： 芹菜二斤

用法：蒸熟擰汁，(赤带加白糖一两，白带加紅糖一两)分两次服下，早、晚各一次。

第七方

主治：带症。

处方：海螵蛸 海金砂各一两

用法：上药共研細面分为七包，每早空腹时用黃酒冲服一包。

第八方

主治：带症。(赤白带下)

处方：白朮五錢 茯苓五錢 車前子一錢 鸡冠花三錢

用法：水煎服。

第九方

主治：带症。(五色带)

处方：当归五錢　白芍三錢　熟地六錢
烏葯三錢　茴香二錢　大枣五枚
生姜三片

用法：水煎服。

第十方

主治：带症。（日久带下，色白清稀无味）

处方：向日葵穰一两　大枣十枚

用法：水煎服，每早、晚各服一次，連服五、六天。

第十一方

主治：白带。

处方：看穀老一两

用法：水煎，每早、晚各一次。

第十二方

主治：赤白带下。（久治不愈者，方可用

此葯)

处方： 鸡冠花二錢 杭芍三錢

用法： 水煎服。

第十三方

主治： 湿热性的白带过多、阴痒无度。

处方： 內服龙胆泻肝湯。

外用蛇床子一两 川椒三錢 白矾二錢 朴硝二錢

用法： 水煎薰洗。

崩漏方

第一方

主治： 崩漏不止，下血甚多。

处方： 烏賊骨一两 貫仲炭八錢 汉三七二錢

用法： 上葯共为細末，每服三錢，白水送下。

260

第　二　方

主治： 崩漏。（历久漏血、血色鲜紅而无块者）

处方： 貫仲炭　烏賊骨各一两

用法： 上葯共为末，分十包，每早、晚各服一包，溫开水送下。

第　三　方

主治： 崩漏。

处方： 代赭石四两

用法： 用火煅紅，醋焠七次，研为細末，每服二錢，开水送下，一日三次。

第　四　方

主治： 崩漏。

处方： 棉花子（炒黑）　棕炭各三錢

用法： 上葯共为細末，每日早、晚各服三錢，黃酒送下。

第五方

主治：崩漏。

处方：血見愁一两　椿根白皮五錢
槐树根白皮三錢

用法：水煎，一次服下。

第六方

主治：崩漏。

处方：椿白皮一两 阿胶二錢

用法：水煎服。
（夏天加韮菜一两，冬天加白梨一两。該方除治崩漏外，并治肝硬化便血症）

第七方

主治：崩漏。（历久淋漓失血，血色紫黯夹

有血块者）

处方：丹参　香附各八錢

用法：水煎，空腹时服。

第　八　方

主治：崩漏。

处方：刘寄奴一两　紅糖二两

用法：水煎服。

第　九　方

主治：崩漏。（血热久崩）

处方：地榆两半

用法：用醋、水各半，煎服，每日一付。（适用于血热久崩，单用为宜，不入复方）

第　十　方

主治：崩漏。

处方： 蓮房适量

用法： 上葯烧炭，每次服三錢，每天服二至三次，空腹米湯下。

第十一方

主治： 崩漏。

处方： 向日葵一个

用法： 用柴草火烧成炭，研末分成四包，每次服一包，每天服二次，黃酒送下。

不孕症方

主治： 不孕。（子宮寒凉）

处方： 肉桂二錢　附子三錢　川貝母四錢　母丁香二錢　肉豆蔻一錢

用法： 上五味打成粗末，装入布口袋內，再用黃酒一斤，大枣四十个，共同放在酒內煮之，待酒尽后，取大枣吃。冬至后每天早晨空腹吃枣一枚，連服三天，隔一天，再服三天，輪回服用。

妊娠呕吐方

第一方

主治： 妊娠呕吐。（恶阻）

处方： 陈皮三錢　清半夏二錢　云茯苓四錢
枳壳錢半　黄芩二錢　麦冬二錢
竹茹五錢　枇杷叶三錢　鮮葦根六錢
甘草一錢　生姜三片　伏龙肝八錢

用法： 水煎服。

（本方是«医宗金鑑»“加味溫胆湯”加减而成，治妊娠呕吐，偏于胃热型者，屡試于临床效果显著。胃热較甚者加黄連一錢。如呕吐不止，有脾

虚現象或兼便秘者，在原方基础上加人参一錢半（先煎）、蜂蜜五錢(冲)，頻服，以防服葯即吐）

第二方

主治： 妊娠恶阻。

处方： 枇杷叶一两（鮮的最好）　竹茹一两

用法： 煎服頻飲。

第三方

主治： 妊娠恶阻。

处方： 橘皮二錢　木香二錢　白朮二錢　厚朴二錢　砂仁一錢　甘草一錢　玉竹三錢　当归三錢　竹茹錢半　生姜三片

用法： 水煎服。

妊娠咳嗽方

主治： 妊娠咳嗽。（子嗽）

处方： 鸡蛋三个　川貝母末二錢　香油一两

用法： 鸡蛋与川貝末攪匀，用香油炸熟，一次服之。

胎动不安方

主治： 胎动不安。（属热者）

处方： 白朮四錢　黄芩三錢

用法： 水煎溫服。

习惯性流产方

第 一 方

主治： 胎动不安、滑胎小产。

处方：桑寄生一两 阿胶三錢 熟地三錢
当归三錢 杭芍炭四錢 白朮三錢
党参五錢 祁艾炭二錢 甘草錢半
黃芩二錢 續断三錢 淫羊藿六錢
苧蔴根六錢

用法：水煎服。

加减：腰疼甚者加菟絲子四錢、巴戟天五錢；下血較多者加杜仲炭五錢、棕榈炭五錢；阴虛加黃耆五錢、減杭芍、熟地。

第二方

主治：流产。

处方：生杜仲一两 川断三錢 山葯五錢
甘草一錢 大枣四十枚去核

用法：水煎服。

268

第 三 方

主治： 习惯性流产。

处方： 炒杜仲 續断 桑寄生

土炒白朮各五錢 阿胶珠三錢

当归三錢 菟絲子一錢

用法： 水煎服。一日一付，連服数剂。

第 四 方

主治： 习惯性流产。

处方： 当归三錢 熟地三錢 白芍三錢

黄芪四錢 白朮三錢 黄芩三錢

砂仁錢半 寄生一两

用法： 水煎服。

第 五 方

主治： 习惯性流产。

处方： 云苓 于朮 黄芩 香附 元胡

紅花　益母草各二两　沒葯三錢

用法： 上葯共为細末，炼蜜为丸，如梧桐子大，每服七粒，每日一次，白水送下。自孕后服起，每日服，服至产期。

胎死腹中方

主治： 胎死腹中，不下。

处方： 独角蓮二錢

用法： 上葯研为細末，用好黃酒一碗，煎剩半碗，一次服下。

产后腹痛方

第　一　方

主治： 产后腹痛。（儿枕痛）

处方： 当归三錢　川芎錢半　桃仁一錢

紅花五分　炮姜炭六分　祁艾炭二錢
益母草三錢　泽兰三錢　南楂炭二錢
炙甘草一錢

用法： 水煎服。（大便秘結者加肉蓯蓉四錢）

第　二　方

主治： 产后腹痛。

处方： 山楂一两　紅糖五錢

用法： 山楂水煎去渣加入紅糖，乘溫服下。輕者一次，重者二次。（对于产后瘀血停留小腹作痛效果良好）

第　三　方

主治： 产后腹痛。

处方： 陈艾叶二錢

用法： 将艾叶焙干搗后鋪在肚脐上，上蓋一布，用熨斗在布上来往熨之。

（适用于产后感寒腹痛不止）

第　四　方

主治： 产后恶露不净腹痛。

处方： 益母草一两

用法： 水煎顿服，每日服两次。

产后血崩方

主治： 产后血崩。（产后出血过多不止）

处方： 当归五錢　亀板四錢　艾叶炭四錢
血余炭三錢

用法： 水煎服。

产后尿閉方

主治： 产后尿閉不通。

处方： 芒硝一錢

用法： 上药研末，水調貼水分穴上，三小时后小便即通。

乳汁缺乏方

第一方

主治： 乳汁缺乏。

处方： 当归三錢　川芎錢半　鹿角霜四錢
王不留五錢　穿山甲(炒)三錢　瓜蔞五錢
路路通三錢　通草錢半　黄酒一盅
猪蹄一个

用法： 用猪蹄加水熬，待肉熟，去蹄及浮沫，用湯煎葯，熬好后去渣兌黄酒服。

第二方

主治： 乳汁缺乏。

处方： 生黄芪一两　当归三錢　知母三錢

元参四錢　王不留三錢 穿山甲珠二錢
路路通三枚 絲瓜絡三錢
用法：水煎服。

第三方

主治：乳汁不下。
处方：嫩楊树枝　嫩柳树枝各四两
用法：水煎服。

第四方

主治：乳汁缺乏。
处方：棉花子一两
用法：将棉花子搗碎，黄酒煎服。

第五方

主治：新产缺乳。
处方：萵苣子一两
用法：煎湯頻服。

第　六　方

主治： 乳汁缺乏。

处方： 穿山甲（炮）一錢　王不留三錢

用法： 煎湯，二次分服。

第　七　方

主治： 新产妇乳汁稀少或无乳者。

处方： 王不留行一錢半　赤芍一錢五分
通草一錢　炒麦芽三錢　葱白头五个

用法： 水煎服。可連續服用。

回　乳　方

第　一　方

主治： 回乳。

处方： 生麦芽三两　青皮三錢

用法： 水煎服。

第二方

主治： 回乳。

处方： 紅小麦麸皮二两(炒焦)　紅糖一两

用法： 上二味合匀，炒焦后，开水送下，一天服三次，分二天服完，乳即回。

第三方

主治： 回乳。

处方： 炒大麦芽二錢

用法： 上葯分成二包，早、晚各服一包，溫开水送下。两付即回。

子宫脫垂方

第一方

主治： 子宫脫垂。（属气虛者）

处方： 黄芪五錢　党参三錢　升麻一錢
柴胡二錢　陈皮二錢　枳壳三錢

用法： 水煎服。

第　二　方

主治： 子宫脱垂。

处方： 蓖麻子十个　老烟叶五錢

用法： 上药同捣为泥，敷关元穴，上用紗布固定，然后屈膝跪卧数次，使子宫伸縮数次以助药力。

第　三　方

主治： 子宫脱垂。

处方： 烏梅十个　枳壳　龙骨　牡蠣各五錢

用法： 水煎薰洗，每日二、三次。

加减： 宫頸糜烂者加双花、甘草各三錢。

第四方

主治： 子宫脫垂。

处方： 蟋蟀一个　麝香一分

用法： 将蟋蟀打烂加入麝香，置于小膏药上，贴在头頂心。

滴虫性阴道炎方

第一方

主治： 阴道炎。（滴虫性阴道炎）

处方： 地肤子一两　白藓皮五錢　蛇床子五錢
川椒三錢　百部草一两　五倍子四錢
苦参五錢　蝉蜕四錢　生祁艾四錢
甘草三錢　黄柏四錢

用法： 用搪磁盆加水半盆，熬上药，一、二开即可，先薰后洗阴部，一日三次，凉則加热，每付药可用二、三天。

加减： 如痒甚者加大青盐三錢、明矾三錢；如不痒而痛者去青盐、明矾，加乳香、没药各三錢。

（此方亦可用洗神經性皮炎、癬类及手脚干糙。如神經性皮炎皮质干燥粗硬者，加細生地一两。）

第二方

主治： 阴道滴虫。（适用于阴部奇痒，煩躁睡眠不安等症）

处方： 生山楂（鮮）半斤左右　明矾二两

冰片一錢

用法： 先将鮮山楂打碎去核，然后搗成烂糊。再把明矾和冰片加入，同搗均匀，做成坐药，外面裹以紗布稍涂香油或凡士林，一端以綫扎紧，便于换取，放入阴道內即可。

第三方

主治： 阴痒。

处方： 蛇床子一两 百部草三錢 枯矾一錢 烏梅三枚 艾叶三錢

用法： 煎湯薰洗。

第四方

主治： 妇女阴痒。

处方： 蛇床子 蒼耳子各一两 苦参 黄柏各五錢 白矾三錢 白芷三錢 防风三錢 馬齿莧干者二两（鮮者一斤）

用法： 水煎薰洗。每日早、晚各一次，夏热时上葯煎后去渣，可洗两天，冬季可洗三、四天。溫一回洗一次。

第五方

主治： 妇女阴部搔痒。

处方： 白矾二錢　蛇床子二錢

用法： 煎湯薰洗。

第　六　方

主治： 阴毛处有阴虱、搔痒。

处方： 百部根一两

用法： 将百部根研末，放于适量热白酒内，用棉球蘸葯酒輕擦阴毛处。

避　孕　方

第　一　方

主治： 避孕。

处方： 木别子一分　綠豆粉三錢

用法： 新产妇产后第四日开始，每日一付，共服三付。

第二方

主治： 避孕。(妇女生育过多，可絕育断产)

处方： 白玉轡花根一錢五分　凌霄花二錢五分
白凤仙花子一錢五分　好辰砂二錢

用法： 共研細末，炼蜜为丸，如梧桐子大。于产后三十天內，以酒半盞送服，即可断产。
(服葯时不要使葯着牙，以防葯損牙齿)

第三方

主治： 避孕。

处方： 蓮須二錢　寒水石一錢半　零陵香二錢
車前子二錢　花椒(带子)五分

用法： 共为細末，白水送下。月經过后即服一料，有效期一年。

282

第四方

主治： 避孕。

处方： 桃仁　蓖麻子各五錢　猪板油二两

用法： 前两药共搗成泥合匀后，将猪油熬化合在一起貯入瓶中。房事前用手指抹入阴道，如小枣大一块即可。

283

·白页·

六、儿科病方选

惊 风 方

第 一 方

主治： 慢惊风。

处方： 当归　川芎　桂枝　木耳各一錢

用法： 用水煎湯一茶碗，每次服一酒盅，每日服三、四次。

第 二 方

主治： 慢脾风。（小儿吐泻期間或吐泻后，脾腎受損，面色青白，四肢冷凉，口出冷气，睡則露睛，顖門下陷，手足緩緩抽搐震顫）

处方： 人参一錢　白朮一錢半　黃芪一錢

干姜八分　　陈皮一錢半　半夏五分
茯苓一錢　　砂仁七分　　肉桂一錢
炒白芍一錢半丁香一錢　　甘草五分

用法： 水煎服。

加减： 如四肢仍不溫，减半夏加附子一錢；完谷不化加肉果霜一錢。

疳　积　方

第　一　方

主治： 小儿疳积。

处方： 制鱉甲一两　山甲珠二錢　鸡內金四錢

用法： 上葯共为細末，四至五岁小儿每服一錢，日服一次。

第　二　方

主治： 小儿疳积。（面黃肌瘦、腹大青筋、

四肢枯細、爱吃泥土、积聚痞块）

处方： 干蛤蟆三錢　胡黃連二錢　鶴虱二錢

雷丸二錢　芦薈二錢　肉豆蔻二錢

苦楝根二錢　蕪荑二錢　雄黃二錢

用法： 共为細末，面糊为丸，如綠豆大，每服十五粒，米湯送下。

第三方

主治： 小儿疳积。

处方： 党参一两　云苓二两　木香二两

青陈皮各三两　黃連二两　胡連三两

三棱一两　莪术一两　神曲四两

麦芽四两　蕪荑一两　芦薈二两

干蟾五两　槟榔四两　五谷虫五两

腹皮二两　使君子三两　二丑各二两

粉草一两

用法： 上葯共为細末，青黛为衣，如米粒大。用白开水化服，周岁小儿每付二分，日服两次。

第 四 方

主治： 疳积。

处方： 蟾蜍一只

用法： 将蟾蜍用麻綫或細鉛絲縛紧，外裹湿紙数层，焙黄存性，研末，分三天开水送服。如有砂仁納三分于蟾蜍口中更好。

马脾风（声門水肿）方

主治： 馬脾风。（小儿突然呼吸困难，喉間有水鸡声，甚至面、唇、指甲青紫）

处方： 黑丑 一两(生、炒各半) 白丑一两（生、炒各半）大黄二两（生、炒各半）

用法： 上葯共研細末，每服一至二分，每日三至六次，視病儿强弱大小和病情緩急而定，凉开水送服。

小儿消化不良方

第 一 方

主治： 食积，証見身瘦腹疼，积热生痰。

处方： 黑白丑各一两

用法： 将上药碾細，加白面二两烙餅，令儿食用。

第 二 方

主治： 小儿消化不良厌食、腹滿。

处方： 鸡內金一两

用法： 将药研成細面，与面一两烙成薄餅，令儿代食。另法，用上药調稀粥內食用亦可。

第三方

主治： 小儿停食，腹胀作疼，恶食便臭。

处方： 焦三仙一两

用法： 水煎频服。

加减： 大便不暢，原方加梹榔二錢；腹胀甚加大腹皮一錢；呕吐加竹茹五分；腹泄加鸡内金三錢；腹痛加木香五分。

小儿遺尿方

主治： 小儿遺尿。

处方： 六味丸五錢 覆盆子三錢 补骨脂三錢 菟絲子三錢 益智仁三錢 桑螵蛸四錢

用法： 水煎服。

小儿臍疮方

主治： 周岁以内小儿肚脐流水，长期不愈。

处方： 煅龙骨一錢 枯矾一錢 梅片一分

用法： 将上葯研成細面，敷于患部。再用葯棉、紗布、粘膏固定，隔日一换。如发現化脓現象或局部紅肿，在上述葯内再加黄連面五分，調匀，涂敷患部。

· 白页 ·

七、外科病方选

癤　方

第　一　方

主治： 癤。

处方： 野菊花五錢　地丁三錢　蒲公英五錢

用法： 水煎服，每日一剂。

第　二　方

主治： 癤。

处方： 忍冬藤一两　生甘草一两　連翘五錢

用法： 水煎服，每日一剂。

第　三　方

主治： 癤。

处方： 大蘿蔔适量

用法： 将大蘿蔔切片煮熟，擰取汁，再在鍋內煮，除去水分，敷在疮癤肿疼处。

第 四 方

主治： 癤。

处方： 鮮馬齿莧五两

用法： 水煎服，每日一剂。或将馬齿莧搗烂，少加食盐，敷在創面上，一天換一次。

第 五 方

主治： 一切疮癤肿痛。

处方： 鮮野菊花一株　紅糖适量

用法： 二味共搗烂，敷在疮面上，一天換一次。

第　六　方

主治： 疮瘺。

处方： 黄芪五錢　当归三錢　银花一两
甘草节二錢

用法： 水煎服。对于身体营养不良，疮瘺久不愈，不紅，不疼者有效。

第　七　方

主治： 切开或潰后的瘺。

处方： 蒜皮适量

用法： 复貼疮口，每日一換，換葯时要排尽浓液。

疔　毒　方

第　一　方

主治： 疔毒。

处方： 白菜花一两 银花五錢 甘草三錢

用法： 水煎服。

第二方

主治： 疔毒。

处方： 归尾三錢 荆芥三錢 防风三錢
公英三錢 薄荷三錢 生甘草三錢
羌活四錢 葱胡七个

用法： 水煎，薰洗。

第三方

主治： 疔疮。

处方： 大葱二两 蜂蜜半两

用法： 将大葱洗净，搗成葱泥，与蜂蜜合匀，涂患处。

第四方

主治： 蛇头疔。

处方： 拉拉蔓（粘瓜子秧）适量

用法： 上药晒干、烧灰，研細末，用芝麻油調为糊状，敷于患部，二、三次即愈。

痈疽方

第一方

主治： 一切痈疽发背，无名肿毒，已潰未潰均可用之。

处方： 銀花五錢 生甘草一两

用法： 水煎服，一日分三次服完。

第二方

主治： 痈疽初起，发热疼痛。

处方： 野菊花五錢 綠豆一两

用法： 二味共为細末，用白酒調服，飲微醉即睡，醒后可痛止热退。

第三方

主治： 痈疽。

处方： 当归三錢 丹参四錢 乳沒各三錢 貝母二錢 花粉三錢 白芷二錢 防风三錢

用法： 水煎服。

加減： 发于上部加牛蒡子、川芎、桑叶、菊花；发于中部加桔梗、胆草、山栀、条芩；发于下部加牛膝、蒼朮、黄柏；紅肿痛，属阳性者加銀花、連翹、知母；內脏痛加三七、牛蒡；口渴加生石膏、生地、天花粉；便秘加瓜蔞、枳实；小便赤加車前子、茯苓；潰后加黄芪，知母、甘草；如已成脓去防风、白芷，加穿山甲、皂角刺、山栀、黄芩、黄連。

298

第　四　方

主治： 无名肿毒及恶性疮肿。

处方： 刺儿菜　地龙各适量

用法： 二味共捣烂，敷于患处。

第　五　方

主治： 无名肿毒及一切痈肿初起。

处方： 赤小豆二两

用法： 研末，用鸡子清調敷患处，干則再涂。

第　六　方

主治： 脑疽。（俗称砍头疮）

处方： 綠豆面　蜂蜜各适量

用法： 用醋調成糊状，外敷。

第　七　方

主治： 疮瘍紅肿。

处方： 盐泥（醃鸡蛋泥）

用法： 涂紅肿处，干了加水。一般无脓者，一天可愈。

第八方

主治： 一切疮症、痈疽、搭背、乳疮等。

处方： 朱砂　銀珠　樟丹　潮脑　梅片各等分

用法： 上葯共为細末，視疮面大小，用小膏葯烤热，将葯面放在膏葯上調匀，貼患处。

第九方

主治： 搭背、对口。

处方： 五倍子

用法： 将五倍子打碎成小块去净土，用蜜拌炒成栗子色，回凉研为細末，过罗，醋調攤紗布上，貼患处，三、四日一换，能化腐生肌，以好为度。

300

第十方

主治： 痈疮紅肿。

处方： 归尾四錢 赤芍三錢 白芷三錢
防风二錢 透骨草四錢 乳香三錢
沒葯三錢 生祁艾三錢 白矾一錢
葱根七个 鬼箭羽三錢 生甘草四錢

用法： 水煎薰洗。如破潰后加苦参三錢，去白矾、葱根。

第十一方

主治： 疮痒。

处方： 蛇床子五錢 黃柏四錢 蒼朮三錢
防风二錢 狼毒四錢 虱草三錢
川椒四錢 雄黃一錢半 浮萍三錢
祁艾三錢 生甘草三錢 透骨草四錢

用法： 水煎薰洗。

第十二方

主治：无名肿毒。

处方：芙蓉叶二两 赤小豆一两 甘草五錢

用法：共研細末，蜜調敷。

第十三方

主治：一切痈疮。

处方：穿山甲二錢 皂角刺二錢 当归尾二錢
甘草一錢 銀花二錢 赤芍二錢
乳香二錢 没葯二錢 花粉二錢
防风二錢 貝母二錢 白芷二錢
陈皮二錢

用法：以黃酒一碗煎服。

第十四方

主治：化腐肉及脓、瘻管。

处方：巴豆仁不拘多少

用法： 用針穿起烧之成炭研末。以洁凈紙或消毒棉搓成捻条（粗細长短以疮口大小深度为标准），用紙（棉）条先沾香油后再沾巴豆炭末，捻入疮口內，直到疮的底部为止，每天换一次。待其腐肉、脓、瘻管化凈，新肉自生，长平疮口，脓凈为度。

第十五方

主治： 痈。（紅肿高突的浅表脓肿）

处方： 蟾蜍（癞蛤蟆）一只

用法： 蟾蜍皮剝下，将里面复盖肿块。一般未化脓的，可于三——五日內消散，已化脓的，可使脓肿范围局限，皮薄易潰。

第十六方

主治： 皮肤局部紅肿热疼，周身恶寒发热，未成脓者。

处方： 葛根五錢 銀花五錢 連翘四錢
公英五錢 山甲二錢 当归三錢
丹参四錢 乳香二錢 沒葯二錢
蛇蜕二錢 生甘草三錢

用法： 水煎服。

第十七方

主治： 无名肿毒，痈疮疼痛。

处方： 鮮馬齿莧（越多越好）

用法： 将馬齿莧用水洗淨泥土，放入大鍋內，加水煮烂，挤出淨汁，沉淀后，取清汁入鍋內再熬，去淨水气，熬至稠粘为度。冷定后装入罐內备用。用时以膏一斤加猪板油四两，先将猪油熬去渣，再同馬齿莧膏溶化一起即成。同时量患部大小，摊于紗布上，敷于患处，一日一换，即能消肿止疼。

第十八方

主治： 无名肿毒。

处方： 木别子（去壳）适量

用法： 用粗磁碗加适量老米醋，以木别子研成粥状，敷于患部。

全身脓性感染方

第一方

主治： 全身脓性感染。

处方： 野菊花五錢 金銀花五錢

用法： 水煎服。

第二方

主治： 全身脓性感染。

处方： 銀花五錢 連翘四錢 黄芩三錢
大青叶五錢 栀子三錢 生甘草二錢

用法： 水煎服。

乳痈方

第一方

主治： 乳痈。

处方： 蒲公英一两 全瓜蔞五錢
炒牛蒡子四錢 銀花一两 連翘五錢
淡黄芩四錢 柴胡二錢 山栀一錢
天花粉五錢 青陈皮各四錢
青橘叶一两 漏芦四錢 野菊花三錢

用法： 水煎服，每日一剂。病重者每日两剂，每六小时一次。

第 二 方

主治： 乳房肿痛。

处方： 青皮二錢 陈皮三錢 瓜蔞五錢
山甲三錢 銀花四錢 連翘四錢
甘草二錢 乳沒各二錢 橘叶一两

用法： 水煎服。如有硬核可加冬瓜子八錢、夏枯草一两 山慈菇四錢。
（本方是《医宗金鑑》外科复元通气散合神效瓜蔞散而成，屡試于临床，效果良好）

第 三 方

主治： 乳痈。

处方： 瓜蔞一个 赤芍三錢 当归二錢
公英三錢 銀花三錢 甲珠二錢
川芎一錢 丹参三錢 連翘三錢

青橘叶三錢 乳香二錢 沒葯二錢

用法： 水煎服。

第四方

主治： 乳痈。

处方： 菜山葯四两 活鲫魚大的一条

用法： 共搗成泥，敷患处。

第五方

主治： 乳痈初起，紅肿热疼，肿块不明显者。

处方： 麦芽二两 橘核三錢

用法： 水煎服。

第六方

主治： 乳痈。

处方： 陈皮一两 甘草二錢

用法： 水煎服。对于初起者，一般二、三付即愈。

加减：热甚加銀花三錢 山栀三錢。

第 七 方

主治：乳痈初起，紅肿胀痛，憎寒壮热，脉数者。

处方：蒲公英一两 地丁一两 瓜蔞三个 王不留行三錢

用法：水煎服。

第 八 方

主治：乳腺炎。(乳房肿疼，按之有硬块，局部热燙)

处方：松香适量 米醋适量

用法：松香研細末，以米醋調匀，涂于肿硬处，外用热毛巾时时热敷。(如全身发冷发烧，用銀花三錢、連翘三錢、荆芥二錢、靑陈皮各二錢、

天花粉三錢、当归三錢、蒲公英三錢、甘草一錢水煎服）

第九方

主治： 乳房紅肿疼痛，內有硬核。

处方： 白矾一小块 鸡子一个（去黄）

用法： 将白矾研細末，調鸡子清成糊状，涂于患处，上敷軟紙，随干随涂，保持湿潤，一日全消。

第十方

主治： 乳房紅肿疼痛。

处方： 大黄面一两——二两

用法： 用醋将大黄面調成稀糊状，用消毒棉棒蘸药，涂于紅肿部位，干則拭去再涂，以肿消疼止为度。

第十一方

主治： 乳痈及一切无名肿毒，热痛，已潰未潰均可。

处方： 五倍子不拘多少

用法： 洗凈杂质晾干后，以蜂蜜炒焦，研成細粉，再用蜂蜜調成粥状，敷于患处，外用紗布固封。

第十二方

主治： 乳痈初起。

处方： 仙人掌适量

用法： 将鲜仙人掌用刀片削去皮刺，搗烂敷患处，干則换之。

第十三方

主治： 乳痈初起，乳汁不出。

处方： 胡椒五十粒

用法： 将胡椒放于大咀的酒壶內，加水煎开，使酒壶咀的热气对准乳头薰，乳汁即出。

第十四方

主治： 乳痈初起，紅肿疼痛。

处方： 鮮蒲公英一两

用法： 水煎，加白糖冲服，葯渣敷患处。

乳头破潰方

主治： 哺乳期乳头破潰。

处方： 煮熟鸡蛋黄二个

用法： 用鉄勺炼成鸡蛋黄油，涂患处。

头疮方

第一方

主治： 头发疮。

处方： 輕粉 官粉 銅綠 樟丹 枯矾各三錢

用法： 共为細末，撒敷或香油調敷患处，一日一次。亦可加入松香。

第 二 方

主治： 髮际疮。

处方： 如意金黄散（中成葯）三錢
五倍子面三錢

用法： 用蜜和醋調涂疮上。

第 三 方

主治： 小儿暑月头上生热毒疮。（俗称螻蛄疮）

处方： ①乳香一两 沒葯一两 螺螄（盘形）不拘多少共搗成細泥状，晾干后研成末备用

②松香一两 无刺的蓖麻子仁不拘多少去壳搗为泥 香油三两

制法： 先将松香放鍋內溶化，溶化时不停的攪动，并将蓖麻子泥加入，待松香化完后再将香油加入，以文火熬之滴水成珠，然后将乳香、沒葯和螺螄共研的細末一酒杯加入即成。

用法： 将所熬的葯攤成膏葯，中留一孔如豆大，貼在疮上（膏葯之大小，以疮的大小为准），数日后未化脓者即消，已化脓者即破潰流脓而愈。

禁忌： 紅枣、鸡蛋、魚虾等。

蛇胆疮方

主治： 蛇胆疮。（多生于腰部，局部发紅，有灼热感，痛如火燎，表皮起顆粒，晶亮如珠，严重的可融合成片）

处方： 蚯蚓屎　麻油均适量

用法： 以麻油調蚯蚓屎，在局部反复涂之。

湿疮方

主治：頑固性湿疮，搔痒不堪，丘疹泡疹杂出，基底紅暈，周围焮肿，脂水淋漓，一片片脫屑，皮肤变硬，此起彼伏，融合成片，經久不愈。

处方：蟾蜍（癞蛤蟆）一只（越大越好）
鸡蛋五个

用法：鸡蛋煮熟去壳，和蟾蜍用砂鍋慢火加水同煮两小时，去蟾蜍，将鸡蛋一次吃完。湯味极苦，能喝者最好，連湯服下，一般一付即效。

臁疮方

第一方

主治：臁疮。

处方： 老柏树皮适量

用法： 上药烧炭研面，用蓖麻油调成糊状，涂于紗布上貼患处。不用水洗，三天换药一次，一般七次可愈。

第 二 方

主治： 臁疮。

处方： 鲜木耳适量 白糖适量

用法： 将木耳搗烂如泥，加适量的白糖，涂于紗布上，貼患处不动，一般七至十天可愈。

（用时将木耳以冷开水洗淨，再用开水浸泡几分钟）

第 三 方

主治： 臁疮。

处方： 土粉子（刷墙用的）銅綠各等分

用法： 上二味共炒，入冰片少許，香油調，摊在油紙上，以針刺油紙多孔，贴患处。

第　四　方

主治： 臁疮。

处方： 松香六錢　枯矾三錢　銅綠三錢　樟丹二錢

用法： 上葯共研細末，以芝蔴油調如糊状，外敷患处，用塑料薄膜盖上固定。

第　五　方

主治： 臁疮腿。

处方： 鹹肉四两　鴨蛋粉适量

用法： 用香油炸鹹肉，用其油和鴨蛋粉調成糊状，涂于患处，一日二、三次。

第　六　方

主治： 臁疮，两小腿潰烂，流黃水。

处方： 鮮玉簪花叶若干

用法： 将玉簪花叶貼于患处，干則更換。

第七方

主治： 臁疮。

处方： 烏賊骨（漂淨）六两　制甘石一两
赤石脂二两　熟石膏三两

用法： 共研細末，和匀，瓶貯。用时将葯粉撒布疮面，每日二次，外用紗布包扎。

加减： 如疮面烏黑，可用上葯八份，加入肉桂末二份，混匀撒布，包扎疮面。

破伤风方

第一方

主治： 破伤风。

处方： 荆芥三錢　防风二錢　魚鰾一两
艾叶三錢

用法： 水煎服。第一、二煎各加入黄酒二两。服第一煎后两小时左右，全身出粘汗，后症状逐漸消失，隔五、六小时，再服第二煎。如服第一煎后，仅有輕微症状存在，可减少服用量，以免出汗过多或发生休克。一般服三付即可。

第　二　方

主治： 破伤风。

处方： 蜈蚣一条　全蝎二錢半　魚鰾二錢半
防风二錢半　天麻二錢半

用法： 水煎服，黄酒为引，取微汗。輕症一付，重症二付，以全身出小疖子，創口高肿为有效。

第三方

主治： 破伤风。

处方： 黑桑椹三錢 胆南星三錢 蝉蜕三錢
串腸米三錢(洗淨炙黃)血余炭二錢
蜂蜜四两 香油四两 黃酒四两

用法： 前五味为末，入蜂蜜浸半小时，再加香油、黃酒煎熬，沸后用小火熬成膏。成人每服一付，每廿分钟服一次，白开水送下，小儿酌減，一般一付即愈。如继服时，每一付分两天服下。禁用发汗葯，应多喝白开水。

第四方

主治： 破伤风。（适用于肌肉痙攣、四肢抽搐、項背强急）

处方： 麻黃二——三錢 葛根三——四錢

僵蚕三錢　蜈蚣三錢　鈎籐三錢
天痲二錢

用法： 水煎服。

加减： 体溫高，微汗出，牙关紧閉加石膏一两、知母七錢、羚羊粉二分；大便干結加大黄五——八錢、芒硝四——五錢。

第五方

主治： 破伤风。

处方： 陈向日葵头

用法： 浓煎，加紅糖頻服。

第六方

主治： 破伤风。

处方： 蝉衣适量

用法： 上葯研末。第一次服四錢，以后每次加一錢，继續加至七錢，每日服一次。

血栓閉塞性脉管炎方

主治： 患肢足趾、足背部发凉，变紫，疼痛，患趾逐漸变紫黑，潰烂脫落剧痛。

处方： 元参五錢至一两　銀花一至三两　黃芪五錢至一两　石斛五至六錢　牛膝五至六錢　当归五錢至一两

用法： 水煎服，每日一剂。

加減： 疼痛甚者，加乳香五—六錢、沒葯五—六錢、赤芍五錢—一两、元胡四—五錢；若足背部冷甚，久不轉溫的加附子一—二錢、干姜一—二錢、肉桂一—二錢；若轉为紅肿不消的加公英一两、地丁一两。

腱鞘炎方

主治： 腱鞘炎。

处方： 透骨草一两　豨莶草五錢　伸筋草八錢
苏木五錢　乳没各四錢　紅花三錢
桃仁三錢

用法： 水煎薰洗患处。

痔瘻方

第一方

主治： 外痔。

处方： 荆芥三錢　防风三錢　馬錢子二錢
土茯苓三錢　皮硝四两　使君子三錢

用法： 水煎薰洗，每晚一次。一剂葯可用两次，最多不超过三剂，痔核可萎縮脫落。用葯期間忌食虾蟹。

第二方

主治： 外痔。

处方： 蛤蟆草适量

用法： 水煎洗，每日二、三次。

第三方

主治： 痔疮。

处方： 大田螺十个　白矾末五錢　梅片三分

用法： 先将白矾、梅片混合均匀，再将田螺頂盖針破，入前葯少許，置土地上，尖底埋土中，經一宿，次日取盖上水，用脫脂棉敷肛上五、六次痛止肿消。（此法对外痔有特效，对內痔及瘻管效果不佳）

第四方

主治： 內、外痔。

处方： 蛇蜕（长五寸）二条　冰片二錢
香油一两

用法： 将蛇蜕在瓦上焙黄研末，再将冰片研末，两味混合均匀，用香油調成糊状，涂在痔核上，每小时涂一次。

第五方

主治： 痔疮。

处方： 鮮地龙七条　白公鴙腸子一具（洗淨）
香油四两

用法： 将地龙塡在公鴙腸內，用香油炸，以焦黄为度，研末，白水送下，每天服一付，数付即愈。

第 六 方

主治： 痔疮。

处方： 火硝三錢　皮硝二錢　川軍四錢
花椒三錢　五倍子六錢　艾叶二錢
蛤蟆草三錢

用法： 水煎，先薰后洗。

第 七 方

主治： 痔瘻。

处方： 全蝎三錢　殭蚕一錢　鸡蛋十五个

用法： 前二味为末，分成十五份，将鸡蛋打一孔，每个鸡蛋放入一份，蒸熟，每日早晨服一个鸡蛋，連服十五日。

第 八 方

主治： 痔疮。

处方： 蛤蟆草一两　馬齿莧八錢　猬猬皮五錢
乳沒各二錢　黃柏四錢　川椒二錢
生祁艾三錢　槐花四錢　細生地一两

用法： 水煎薰洗。

第　九　方

主治： 內、外痔。

处方： 鲜菖蒲根一两

用法： 水煎薰洗，效果优良。

第　十　方

主治： 內痔。

处方： 花椒子（带蒂者）

用法： 每飯前服十粒，每日三次。

外伤方

第一方

主治： 外伤出血。

处方： 生蒲黄　生地　山梔子　小薊
血竭各等分。

用法： 上葯炒成炭，研极細末，敷伤口上。

第二方

主治： 扭筋、伤筋。

处方： 生梔子三錢　桃仁三錢

用法： 上葯共研細末，用鸡子淸調敷。

第三方

主治： 扭挫伤。

处方： 生梔子　乳香　生大黄各等分

用法：上葯共为細末，热酒調敷患处。

第　四　方

主治：跌打損伤，疼痛难忍。

处方：生馬前子　麻黄　乳香
沒葯各五分

用法：共为細末，分成廿包，每服一包，黄酒送下。

第　五　方

主治：刀斧砍断手指。

处方：眞苏木适量

用法：上葯研为細末，敷于接指伤处，外用蚕絲包縛固定。

第　六　方

主治：破伤。

处方：当归一錢　枣树皮三錢

用法： 共为极細末，敷伤处，結痂甚快。（此方亦可去当归只用枣树皮一味研細末，敷破伤出血处，血可立止）

第 七 方

主治： 刀伤出血。

处方： 馬勃粉适量

用法： 上葯敷于伤处，用紗布包紮。

第 八 方

主治： 破伤出血。

处方： 熟石灰　韮菜各等分

用法： 上二味放鍋內同炒，約炒一小时，研細。在出血部位，撒以上葯面，外用紗布包好。

第 九 方

主治： 刀伤出血。

处方： 花蕊石适量

用法： 将花蕊石研末，敷于伤处，血即止。

骨折方

第一方

主治： 跌打损伤，骨折骨碎，瘀血肿痛。

处方： 血余三錢 大葱須三錢 生蚕絲三錢
黍米面（即黄粘米）西瓜子仁

制法： 先将血余、葱須、生蚕絲三味纏如球状，置于秫稭火内烧透存性，备用。再将黍米面炒成黄褐色成卷状，备用。

用法： 量伤部面积大小，黍米面可多可少，加入烧好炭球一枚。西瓜子仁，按年龄递增，每岁用二枚，共研細末，以米醋調和，不停手攪，如膏状，再摊在塑料薄膜上，敷于伤处，外用紗布固定，一周换葯一次。废渣收留，再研細，醋調，可消瘀血肿痛。

第二方

主治： 骨折骨碎。

处方： 公牛角一个（炙一层挫一层，挫如粉状）
楊树叶 楡树白皮 黄米面各等分
伏花椒一撮

用法： 量伤部大小，将葯称好，以陈米醋熬成稀糊，摊在塑料布上，敷于患处，再用薄木片固定。（牛馬摔伤骨折，亦可用此葯接之）

第三方

主治： 头顱骨破碎。

处方： 大葱白（搗烂） 蜂蜜（适量）

用法： 二味等量调匀，厚封于患处。

第 四 方

主治： 骨折。

处方： 云苔子一两 煅龙骨三錢 黄米面三两

用法： 研为細末，老米醋調和成膏，摊于塑料膜上敷患处。

第 五 方

主治： 骨折。

处方： 无名异一两 甜瓜子一两 乳香二錢 沒葯二錢

用法： 上葯研为細末，成年人每服五錢，小儿酌減，热酒調服。

第 六 方

主治： 筋骨折伤疼痛。

处方： 窝苣子三两 烏梅肉五錢 乳香五錢

没药五錢　粳米一两

用法：共为細末，炼蜜为丸，重三錢，每服一丸，热酒送服。

第七方

主治：骨折。

处方：大蛤蟆一个

用法：将蛤蟆搗烂如泥，敷患处，外用竹夹板固定，其骨可接。如在冬季无鮮蛤蟆，可以干者，研为細末，用醋調敷患处亦可。

第八方

主治：接骨。

处方：五倍子四两　人中白四两　飞罗面四两
老醋一斤　冰片五分

用法：前三味放入鍋內用醋熬煮，用木棍单方向攪拌，初攪时稠粘，逐漸見稀，約半小时又漸稠厚即成。用长白布一条，将药摊在白布之一端，其面积以能裹严伤处一周为度，須凉至不燙肉时撒上冰片，将伤处骨茬对好，再将药糊上，其余部分即裹纏患处，再用綳带纏好，不用夹板固定。（因为药干后即可起固定作用）两天內肿消疼止，十二天即将药去掉。如伤势严重者，可再用一料。骨折百日以上者无效。取下的废药，可研細末，兌冰片少許，收貯瓶內，能治紅伤，有止血作用。

冻疮方

第一方

主治：冻疮。

处方： 蘿蔔一个（大的）蔴油适量

用法： 将蘿蔔中間挖一园洞，把蔴油傾入蘿蔔中，再将蘿蔔放入炭火中烧，待蔴油滚开后，即取用其油。用无菌棉花蘸蘿蔔油，涂在患处（乘热涂）。

（此方用于輕度冻疮，皮肤未潰烂的，效果較好）

第二方

主治： 冻疮。

处方： 蘿蔔纓（干者亦可）四两　橘皮四两

用法： 水煎，經常洗之。

第三方

主治： 冻疮。

处方： 老絲瓜一个　猪油一两

用法： 将絲瓜烧存性，研为細面，用猪油调匀，涂在患部。

第　四　方

主治：冻疮溃烂。

处方：郁金三两　生地二两　粉甘草一两
猪油一斤　黄蠟四两

用法：前三味，用猪油浸七天，煎枯去渣，加黄蠟溶化成膏，敷于患部。

第　五　方

主治：冻疮。

处方：黄柏适量

用法：上葯为末，用乳汁調或用鸡子清調，敷患部。如已潰破可干撒患部。

第　六　方

主治：手足冻伤。

处方：茄子杆二两

用法： 上药水煎，俟不太燙时，浸洗患处十余分钟。

第七方

主治： 大人小儿冻手皴裂成疮。

处方： 白斂末三分　白芨末半两
芝麻二合（生搗）

用法： 上三味，用蒸蘿菖一个搗烂，与药拌匀，以酒調成膏，先以童子小便洗疮，然后涂膏。

第八方

主治： 冻烂疮。

处方： 猪后悬蹄

用法： 上一味，烧为灰研細，以猪脂合敷患处。

第九方

主治： 冻疮。

338

处方： 葱叶一握（細切）

用法： 上一味，以水三升煎至二升，去渣溫洗。每日二、三次。

第十方

主治： 寒冻肿痒。

处方： 羊肉　葱（細研）各半斤

用法： 上二味，以水五升煎至三升，去渣溫洗，每日二、三次。

第十一方

主治： 冻疮。

处方： 冬瓜藤半斤（細剉）

用法： 以水三升，煮汁浸洗，日二、三次。

第十二方

主治： 冻疮。

处方： 赤小豆半斤

用法： 上一味煮汁，热浸洗疮，日三、五次。

第十三方

主治： 寒冻手足破裂。

处方： 松叶一斤

用法： 上一味，捣烂，以水五升煎至三升，和渣溫洗。

第十四方

主治： 冻疮。

处方： 生姜（拍碎）二两

用法： 上一味，用淘米泔水三升，煎至二升，乘热薰洗患处，日三、五次。

第十五方

主治： 冻疮。

处方： 白蘿蔔皮　新鮮麦芽（糖坊制糖用

的）各等分

用法： 水煎薰洗患部。較重的，可加干茄子根煎浓水，洗患处，每晚一次。

第十六方

主治： 冻疮。

处方： 荆芥穗五錢　木防己五錢　川白蜡三錢
黄蜜蜡五錢　香白芷一两　白芨一两
香麻油四两

用法： 先以白芷，白芨二味，研細末。用麻油放入鍋內煎沸，再将荆芥、防己放入油內，候枯去渣，再将黄、白蜡入內攪匀成膏。涂紗布上，敷貼患处。

第十七方

主治： 冻疮潰烂。

处方： 川白蜡一份　香油三份　新鮮蘿蔔一个

用法： 把蘿蔔挖一小孔，将葯塞入。外面仍用蘿蔔盖上，放入火內煨熟，取出，候稍冷，搽患处。

第十八方

主治： Ⅲ度冻疮。

处方： 桂枝三錢　当归一两　干姜一錢
赤芍五錢　制川草烏各一錢（先煎）
炙甘草二錢　大枣十枚

用法： 水煎服。

第十九方

主治： 冻疮有小泡。

处方： 蜂蜜七份　猪油三份

用法： 将上葯混合成油膏外敷。

第二十方

主治： 冻疮潰烂。

处方： 馬勃一块或馬勃膏（馬勃20克、凡士林80克）

用法： 外敷，一日一次。感染者用九一丹、紅油膏盖貼。腐脫新生，改用生肌散、生肌白玉膏收口。

第二十一方

主治： 冻疮初起。

处方： 松香二两　黄蜡一两

用法： 二味熬匀，瓦罐收貯。用时，先以热湯洗患处令皮軟，拭干，将上葯于慢火上烊化后涂之。

第二十二方

主治： 冻疮。

处方： 大黄八两　黄丹八两　麻油一斤

用法： 用麻油如法煎成膏攤貼。

第二十三方

主治： 冻瘡。（用于重型，有潰瘍者）

处方： 当归　黄柏　麻油各等分

用法： 上二味葯和麻油混合放入銅皿內，置于火上熬，熬至二味葯焦枯，用紗布过濾，再将所濾之葯油，放入銅皿再熬至10分钟左右，然后下适量的蜂蜡，待蜡溶解，即可将葯油拿起待冷后成軟膏即可使用。用硼酸水或甘草湯（浓茶水亦可）将患处局部洗尽，然后用无菌棉花擦干局部，再将葯攤于紗布上，敷在患部，每日一次，重者二次，如无紗布，可用干淨的油紙及棉紙。

第二十四方

主治：冻疮預防。

处方：独头蒜一头

用法：在六月間用独头蒜搗膏日中晒热，在入冬好发冻疮之处擦之，忌下湯水一日，共擦三次不发。

第二十五方

主治：手足皴裂，春夏不愈。

处方：生姜汁　紅糟　白盐　猪膏（腊月者佳）各适量

用法：上葯研烂炒热擦入皴內，一时虽痛，少頃便皮軟皴合，再用即安。

第二十六方

主治：冻疮皮烂，痛不可忍。

345

处方： 川大黄适量

用法： 川大黄为細末，水調涂敷冻破疮上，痛止立効。

第二十七方

主治： 冻疮，手足指欲堕及耳欲落。

处方： 柏叶（炙干为末）四两 杏仁（去皮研）四十个 头发一拳大 食盐半两（研） 乳香二錢半（研） 黄蜡一两 油一升

用法： 先将油煎沸，次下前五味葯，待发尽，再下黄蜡攪匀，磁罐收。先以热小便洗疮，棉花拭干后，以葯涂上，并以軟帛裹勿令寒气侵入。每日一换，如疮漸瘥，三、四日一换。

第二十八方

主治： 冻疮溃烂。

处方： 瓦楞子壳一两

用法： 上药煅过，研极細面，香油調匀，搽患处。如疮面湿者可干撒之。

第二十九方

主治： 手足冻疮。

处方： 白菜一棵

用法： 熬浓湯，每日洗之。

第三十方

主治： 冻疮溃烂。

处方： 海螵蛸　煅龙骨各三錢　象皮　血竭　乳香　輕粉各二錢

用法： 撒布疮面，至愈为度。可兼服补中益气之剂以和营卫。

第三十一方

主治： 冻疮肿疼，已潰未潰。

处方： 黄柏七錢 白歛三錢

用法： 以上二味，在肿疼未潰时，煎湯洗患处；已潰时研为細末撒患处；初潰及将愈阶段用香油調敷患处；在肿疼时用此方煎湯洗后，亦可幷用葯末調敷。

第三十二方

主治： 冻脚。

处方： 烏头一枚（炮）

用法： 上葯为末，患部先用水洗，再撒上烏头末。

第三十三方

主治： 冻耳。

处方： 丹参一两 黄精五錢 豉一合 葱白五茎
清油三两

用法： 先将油煎三、两沸，次入参、豉等煎令焦，滤去渣，然后入蠟攪匀，盛瓷器內，每患即涂之。

第三十四方

主治： 冻疮未潰者。

处方： 痲黄 細辛 薄荷各三錢

用法： 水煎薰洗。

第三十五方

主治： 冻疮。

处方： 煅石决明一錢 煅儿茶四分
冰片二分 黄白蜡各一錢
黄柏四分 煅龙骨一錢

用法： 上葯共为細末，先用冬瓜皮煎水洗患处，后用香油調上葯。可內服当归四逆湯。

第三十六方

主治： 冻疮。

处方： 猪脂油适量

用法： 火烤涂冻疮处，另将姜熬汁溫涂患处，敷料盖二、三天立效。

第三十七方

主治： 冻疮严重者。

处方： 当归三錢　細辛一錢　通草一錢　桂枝二錢　芍药三錢　炙甘草一錢　大枣八枚

用法： 水煎服。

第三十八方

主治： 受冻部位发痒、肿胀、但未潰烂者。

350

处方： 辣椒秧（桿）茄秧（桿）各一把。

用法： 两秧弄碎煎水，趁热泡受冻部位，每日一、二次，每次泡半小时。防治均可。

烧烫伤方

第一方

主治： 烧烫伤。

处方： 石灰水　桐油等分

用法： 二味調成乳剂，敷患处。

第二方

主治： 烧烫伤。

处方： 豆腐一块　白糖一两

用法： 二味拌在一块，敷患处，豆腐干了再換，可止痛，連换三、四次。

（本方民間流传很广，治燙伤效果很好，如燙伤已破，可加入大黄末一錢拌匀敷上）

第　三　方

主治： 烧燙伤。

处方： 煅石决明适量

用法： 研成細末，香油調敷。

第　四　方

主治： 烧燙伤。

处方： 兎皮（家兎、野兎均可）适量

用法： 以带毛兎皮烧炭研为細末，过罗后香油調涂。

第　五　方

主治： 烧燙伤。

处方： 大黄面　石膏等分

352

用法： 二味研末、混合調匀，不潰破者，用酒調敷患处；已潰烂者，用香油調敷患处。

第　六　方

主治： 烧燙伤。

处方： 地楡一錢半　黃連一錢半　冰片少許

用法： 共为細末，香油調敷患处。

第　七　方

主治： 烧燙伤。

处方： 綠豆四两　冰片少許

用法： 綠豆軋成面，加冰片少許，用香油調敷患处。

第　八　方

主治： 燙火伤。

处方： 寒水石五錢　生大黃一两

用法： 共为末，香油調搽。

第九方

主治： 燙火伤。

处方： 生大黄一两 黄柏四錢 寒水石六錢 冰片五分

用法： 共研細末。水燙伤用香油、白蜡各三錢熬成膏和上葯調匀，敷患处；油燙伤用凉茶調敷。

第十方

主治： Ⅰ、Ⅱ度燙伤。

处方： 生石膏一斤 樟丹三錢 冰片一錢

用法： 共为細末，香油調敷，一——三日换葯一次。

第十一方

主治： 燙伤。

354

处方： 五倍子适量

用法： 上药研末，鸡子清调涂患处。

第十二方

主治： 烫伤。

处方： 白石灰适量

用法： 将石灰加入冷水中，搅动使混，将其液倾入另器中，澄清后，将水倒去，用其沉淀之石灰乳，加香油，渐加渐搅，使成面酱状，涂于伤处即可。

第十三方

主治： 水烫伤。

处方： 人乳适量

用法： 涂患处。

第十四方

主治： Ⅰ、Ⅱ度烫伤或烧伤。

处方： 地榆炭适量

用法： 上葯研細末，用香油或花生油調成糊状，放在鍋內用火熬开，倒入磁罐內备用。用时以此膏敷于患处，外用紗布包扎，每天換葯一次。

第十五方

主治： 烧燙伤。

处方： 地榆炭五錢　大黃炭五錢　血余炭一錢
煅龙骨三錢　儿茶二錢　乳香六錢
冰片一錢

用法： 共为細末，香油調敷。

第十六方

主治： 燙伤。

处方： 生地榆　寒水石（生地榆 2/3，寒水石 1/3）

用法： 共研細末，香油調敷。（亦可用黃

蜡軟膏調涂。軟膏制法：香油黄蜡4:1，夏季蜂蜡适增，将香油熬开，加黃蜡溶化，待冷即可）

第 十 七 方

主治： 水火燙伤。

处方： 生地榆　生大黄各等分

用法： 上药研細末，以芝麻油調糊状，敷于患部。

第 十 八 方

主治： 燙伤。（燙伤，皮肤破損，紅热疼痛）

处方： 大黄末　寒水石　儿茶　各三錢

用法： 共为細末，用油調敷患处。

第 十 九 方

主治： 烧伤皮肤破損。

处方： 鸡蛋黄（根据創面大小酌量）

用法：放小鍋內熬取油，涂伤处。

第二十方

主治：水火燙伤。

处方：白石灰二斤

用法：将白石灰放入小盆內，用井水将石灰攪成稀糊样，澄取清水，再将鸡蛋黄用香油炸取蛋黃油，同石灰水調匀，用消毒棉棒調涂燙伤处。

昆虫螫咬伤方

第一方

主治：昆虫螫咬伤。

处方：旱烟袋油

用法：涂螫伤处。

第二方

主治： 蛇蝎咬螫。

处方： 五灵脂　雄黄等分

用法： 共研細末，外敷。若内服每次三錢。

第三方

个

即止。

主治： 蝎螫。

处方： 活蝎子一个　北

用法： 共搗成泥，敷患处。

第五方

主治： 蝎子、蜈蚣等毒虫螫伤，疼痛不止。

处方：蜂□□□（□□□□□□蜂身上粘液）

用法：涂螫伤处。

第六方

主治：蛇咬。

处方：黄連七分 黄芩三錢 半边蓮三錢
生大黄二錢 甘草七分 全虫
連翘三錢 黑山梔三錢
金銀花三錢 雄黄

用法：雄黄研□

□□蜂螫。

处方：食盐飽和溶液（即食盐濃液）

用法：滴入两眼內眥各二滴，可立时止痛。

八、皮肤病方选

秃疮方

第一方

主治：秃疮。

处方：青黑枣（柿枣）适量

用法：捣如泥，涂患处。

第二方

主治：秃疮。

处方：多年带尿鹼或老城墙的砖头若干

用法：烧煅为末。令患剃头用花椒水洗，后用香油調葯涂患处，每日一次。

第三方

主治：秃疮。

处方：猪板油四两　黄蜡二两　輕粉二錢

用法：先将猪油溶化，入黄蜡再溶化，然后加入輕粉攪成膏，涂患处。

第四方

主治：禿疮。

处方：綠豆一两　盐滷三錢

用法：将綠豆打碎，加盐滷，用开水沏泡。用此水每日洗头一次，一剂連續洗一周，洗时加溫。

第五方

主治：禿疮。

处方：川楝子（剖开去核取肉，焙存性）五錢
猪油脂一两（或凡士林）

用法：上葯共調拌成糊状葯膏。先将残余毛髮全部清除，再将脓血痂疤彻底洗淨，用食盐水或明矾水拭干后涂

上葯膏，用力摩擦使潤透。每日清洗、换葯，局部暴露，不戴帽子或包紮。

鵞掌风方

主治： 鵝掌风。

处方： 全蝎十三条(連尾) 当归一錢半 黃柏二錢 生軍一錢 百部四錢 土槿皮五錢 苦参一錢半 醋一斤半

用法： 上葯为粗末，浸入醋內，二天后，将手浸入醋內，每天浸二次，每次浸一小时(夏天浸之效果較好)。

脚湿气

第一方

主治： 脚湿气。

处方：生黄柏一两　鲜猪胆一个　梅片五分

用法：先将黄柏煎成浓汁去渣，再加入猪胆汁熬成膏状，待凉，兑入梅片，将患处擦净，每日敷药一次。

第　二　方

主治：脚湿气。

处方：煅石膏一两　煅炉甘石五錢　輕粉三錢　炒官粉三錢

用法：共为細末，敷撒患处。

第　三　方

主治：脚湿气，鹅掌风。（手足癬症）

处方：大黄四錢　黄精四錢　白矾四錢　藿香四錢　苦参一两　川椒二錢

用法：上葯用好醋一斤，浸泡五——七日，用葯水浸泡患处15—30分钟，浸后忌用肥皂水洗，下次浸泡前用清

364

水洗浄。一日二——三次。葯液可連續使用。

第 四 方

主治： 湿脚气 脚趾肿痛。

处方： 鲜玉簪叶五片

用法： 睡前用鲜玉簪叶貼患处，用布包起，可使黄水流出。

癬 症 方

第 一 方

主治： 一切頑癬。

处方： 土槿皮四錢 斑蝥三錢 雄黄二錢

用法： 上三味用陈醋浸泡三天，外擦患处。

第 二 方

主治： 一切頑癬。

处方： 紅皮蒜适量

用法： 将蒜搗烂，敷患处一分厚，每天换一次，連用三天。

第 三 方

主治： 四肢躯干部牛皮癬。

处方： 白菊花三錢　斑蝥一个　酒精两半

用法： 将前两味葯放入酒精內浸七天，然后用其液体涂擦患处，一日涂擦三次。

第 四 方

主治： 牛皮癬。

处方： 盐滷汁十份　　香油一份

用法： 二味混匀，外涂患处。

第 五 方

主治： 发癬。

处方： 苦楝子适量

用法： 上药炒黄为面，熟猪油調敷患处。

第 六 方

主治： 牛皮癬。

处方： 火碱若干

用法： 先在局部麻醉，然后将火碱加水外涂。

第 七 方

主治： 癬。

处方： 旧报紙适量

用法： 将旧报紙卷好放在碗內，从上点燃可在碗底得油状液体，用以涂局部。

第 八 方

主治： 錢癬。

处方： 新棉花适量

用法： 将新棉花撕成紙样厚薄，按癬大小盖在癬上用火点燃。

第九方

主治： 疥癬。

处方： 海桐皮半斤至一斤

用法： 水煎。用棉花蘸此液頻擦患处，初起往往痒极流水，但继續用葯月余可愈。

第十方

主治： 干、湿癬。

处方： 明雄黃五分　硫黃五分　蛇床子(炒)六分
寒水石四分　斑蝥七个(去翅足)
金毛狗脊三分　芒硝四分　輕粉三分
冰片二分

用法： 上葯共为細末。干癬香油調搽，湿癬干撒患处。

368

第十一方

主治： 发癣。

处方： 斑蝥十个　紫荆皮二两　樟脑一錢

用法： 上三味用好白酒四两泡四天。用棉花沾酒涂患处，初起有凉感微觉疼，每天搽二至三次，到三十多天后，即感到患处发痒，乃新发重生之兆。

第十二方

主治： 癣疾。

处方： 斑蝥（去头足、炙）三成　土槿皮七成

用法： 共为細末，用蔴油調匀，涂擦患处，一日两次。（治干癣奇痒，搔之落屑）

第十三方

主治： 足癣、手癣、股癣及皮肤湿疹。

处方： 荆芥三錢　防风三錢　蒼朮二錢

黄栢二錢 海桐皮三錢 白蘚皮三錢

用法：水煎服。

白癜风方

第一方

主治：白癜风。

处方：紫草五十克 眞降香五十克 重楼五十克
蒼朮五十克 海蛸螵五十克
白葯子五十克 紅花五十克
胆草二十克 白薇五十克
沙蒺藜七百五十克 甘草三十五克

用法：研成細面或制成片，每日口服二次，每次十克。小儿酌情减量。另外擦黄灵葯粉：
火硝七百五十克 枯矾一百五十克
水銀一百克 昇成黃灵葯粉，再加等

量升华硫黄，春、秋季醋潤棉球蘸药，涂擦患处二十分钟，每日二次。

第 二 方

主治： 白癜风。

处方： 内服：白蒺藜二两，煎湯代茶。

外用：密陀僧粉若干　黄瓜蒂

用法： 以黄瓜蒂蘸密陀僧粉，涂擦患处二、三十下，至局部发紅为度，一日数次。

第 三 方

主治： 白癜风。

处方： 密陀僧　蛇床子　防风各等分

用法： 上药共为細末，生姜汁調敷患处。

第 四 方

主治： 白癜风。

处方：小麦二两

用法：炒黄、砸、軋出油涂患处，在太阳下晒患处十五至三十分钟。再内服下方：

白蒺藜二两軋面、水泛为丸，每次二錢，日服二次。

第五方

主治：白癜风。

处方：蓖麻叶适量

用法：上葯貼患处，日光下晒之。

第六方

主治：白癜风。

处方：老鹳草不拘多少

用法：水煎洗，每日一至三次。

第七方

主治：白癜风初起，局部皮肤变白，患处毛髮呈白色。

处方： 五倍子一两 儿茶一錢

用法： 将上葯草紙包三层，水浸透，放入溫火內煨成炭存性，去草紙，将葯研为細末，用香油調涂患处。每日数次，此法須长期敷用，以治疗头面部为宜，治疗期間忌用碱水洗患处。

第 八 方

主治： 白癜风。

处方： 小昇丹（即三仙丹）适量

用法： 用小块布纏在右手食指端，蘸以醋，再蘸小昇丹葯粉涂擦患处。

丹 毒 方

主治： 丹毒。

处方： 鲜馬齿莧三斤

用法：上药捣烂，敷于紅肿部位，干时拭去，再敷，以肿消为止。

黄水疮方

第一方

主治：黄水疮。

处方：枯矾 地龙粪(亦可以伏龙肝代用) 黄豆（炒糊存性，至深黄色）各等分

用法：共为細末，香油調敷，每日一次。流水过多者，可直接用葯末干撒，禁用水洗，换葯时用油擦一下。一般五至七天可愈，最多半个月。

第二方

主治：黄水疮。

处方：蛋黄油若干

用法： 将鸡蛋煮熟，取蛋黄熬油，用油涂疮。（此方对中耳炎流脓也有效，用时将蛋黄油滴入耳内）

第 三 方

主治： 黄水疮。

处方： 麻酱 枯矾面各适量

用法： 上二味药调匀，敷患处。

第 四 方

主治： 黄水疮。

处方： 鲜生地若干

用法： 以水洗净切碎、捣烂，加水熬成黄色膏，放入磁缸内备用。用时把药膏摊在紗布上外敷，以胶布固定。每日或隔日换一次。

第 五 方

主治： 黄水疮。

处方： 川黃栢 大枣炭各等分

用法： 共为細末，香油調敷。

第六方

主治： 黃水疮。

处方： 明矾二錢 松香二錢 銅綠二錢
血余一錢 木炭四錢 冰片五分

用法： 共为极細末，香油調敷。

第七方

主治： 黃水疮。

处方： 川黃連一两 枯矾四錢 雄黃二錢

用法： 共为极細末，香油調葯末涂敷患处，每日二次。如黃水太多未結痂者，用葯末撒患处。

第　八　方

主治： 黄水疮。

处方： 小薊茎叶（烧炭存性）　白矾各适量

用法： 上葯混匀研末，香油調涂抹患处。

第　九　方

主治： 黄水疮。

处方： 川連　猪毛　松香各适量

用法： 川連研細末，猪毛烧炭存性，松香用火点燃滴于冷水中，取出后研細末。上三味共研，用香油調涂抹患处。

第　十　方

主治： 黄水疮。

处方： 枯矾二錢　松香四錢　綠豆粉四錢

用法： 共研細末，用植物油調匀涂患处。

脓水多者干敷。

第十一方

主治： 黄水疮。

处方： 麦糠若干

用法： 将麦糠烧成灰，涂于患处。

第十二方

主治： 黄水疮。

处方： 四圣散（枯矾一錢 樟丹一錢 制松香二錢 共研細末）

用法： 将葯末用香油调匀涂患处。脓水多者干敷。

第十三方

主治： 黄水疮。

处方： 黄連面二錢 香油一两

用法： 黄連面用香油调匀，用消毒棉棒或

鸡翎，涂于患处。（沒有黃連面，黃柏面亦可）

口　疮　方

第　一　方

主治： 口疮、痱疮。

处方： 黃柏　儿茶　枯矾各等分

用法： 上三味共为极細面，先用米湯漱口后用此葯撒敷患处。

第　二　方

主治： 口疮。

处方： 柏树叶（烧存性）适量

用法： 研为細末，撒敷患处。

第三方

主治： 小儿口舌生疮，疼痛，吮乳不便。

处方： 鲜羊乳100毫升

用法： 一日二次分服。

第四方

主治： 口疮。

处方： 黄柏三錢　吴萸一錢半

用法： 共为末，用鸡子清調成餅，貼两足心，外裹以布。

薄皮瘡方

主治： 薄皮疮。

处方： 雄黄　文蛤　松香　枯矾各等分

用法： 共为細末，香油調搽。

蕁麻疹方

第一方

主治： 蕁麻疹。

处方： 金銀花四錢 青連翘三錢
紫背浮萍三錢 净蝉衣二錢
白蘚皮四錢 大青叶五錢 粉丹皮三錢
刺猬皮二錢 皂刺二錢 桃仁泥三錢
淮木通三錢 猪苓三錢

用法： 水煎服。

第二方

主治： 蕁麻疹。

处方： 地肤子五錢 銀花六錢 連翘六錢
赤芍三錢 丹皮三錢 生甘草二錢
桃仁二錢 蜈蚣二錢

用法： 水煎服。

第 三 方

主治： 蕁痲疹。

处方： 蒼耳子三錢 白蒺藜三錢 赤芍三錢
当归三錢 防风二錢 荆芥二錢
銀花三錢 連翘三錢 白蘚皮三錢
地肤子三錢 枳壳二錢 山甲珠二錢
川槿皮三錢 浮萍二錢 甘草一錢半

用法： 水煎服。

第 四 方

主治： 蕁痲疹。

处方： 何首烏 石菖蒲 威灵仙 胡痲仁
苦参 荆芥各三錢

用法： 水煎服。

第 五 方

主治： 蕁痲疹。

处方：荆芥穗一两

用法：研成細粉，紗布包裹，撒在皮肤上，
并用手来回揉搓，至皮肤发热为度，
三、四次即愈。

第　六　方

主治：蕁麻疹。

处方：茺蔚子一两　銀花五錢

用法：水煎服。

第　七　方

主治：蕁麻疹。

处方：青蒿适量

用法：用鲜青蒿搓患处。冬日可用干的，
水泡后应用。

第　八　方

主治：蕁麻疹。

处方： 銀花四錢 苦参三錢 白蘚皮五錢

用法： 水煎服。

第九方

主治： 蕁麻疹。

处方： 韮菜根适量

用法： 搗烂布包，摩擦患处。

湿疹方

第一方

主治： 皮肤湿疹。

处方： 鮮土豆适量

用法： 土豆去皮搗烂，擰取汁，涂患处，每天二至三次。

第二方

主治： 湿疹。

处方： 雄黄二錢　黃柏五錢　冰片三分

用法： 共为細末。流水者干撒患处，不流水者，用香油調敷患处。

第　三　方

主治： 湿疹。（小儿头面部位及前胸或四肢湿疹、浸淫成片或結痂流水作痒）

处方： 熟鸡蛋黃三个　黃連素一片

用法： 将鸡蛋黃在勺內烤黑炼出蛋油，調入黃連素片葯面，涂于患部，一日数次。

第　四　方

主治： 湿疹。

处方： 花椒二两　斬毒箭一两

用法： 煎水燙洗患部，一日三次，每次須达半小时以上。葯液不宜过凉或过热。

（湿疹严重的应配合內服葯“五福化毒丹”，半岁小儿日服一丸分二次，白水送下。再用“賽金化毒散”香油調稀涂于患部）

第五方

主治： 湿疹。

处方： 防风三錢 荆芥穗三錢 銀花四錢 連翘三錢 黄柏三錢 地肤子五錢 蝉蜕三錢

用法： 水煎服。

第六方

主治： 湿疹流水作痒。

处方： 炉甘石三錢 青黛三錢 蛤粉三錢 黄柏二錢 枯矾二錢

用法： 上葯共研細末，撒布。（亦可用黄蜡軟膏涂）

第七方

主治： 小儿湿疹。

处方： 苦参五分 土茯苓二錢 連翘一錢
赤小豆三錢

用法： 水煎服。（此用量适用于一至三岁）

带状疱疹方

主治： 带状疱疹。

处方： 板兰根四錢 胆草二錢 黄芩三錢
木通二錢 泽泻二錢 当归三錢
生地 五錢 山栀一錢 柴胡二錢

用法： 水煎服。

过敏性皮炎方

主治： 漆疮及其他过敏性皮炎。

处方： 眞青黛一两 川黄柏一两 生石膏二两 滑石二两

用法： 上葯共为細末，用香油或花生油調成糊状，放在火上熬开，倒入磁缸內备用。用时外涂于患处，用紗布包紮。病重者一天可上葯数次，待炎症消退，局部流水停止，可每天換葯一至二次。

皮膚搔痒方

第一方

主治： 遍身搔痒。

处方： 苦参五錢 甘草五錢

用法： 水煎洗。

第二方

主治： 身痒。

处方： 煤油适量　黄連素片适量(研成面)

用法： 用煤油调涂。

第　三　方

主治： 皮肤搔痒。

处方： 荆芥錢半　防风錢半　牛蒡子錢半
蝉衣錢半　苦参三錢　生地五錢
全蝎二錢　殭蚕二錢　薄荷錢半

用法： 水煎服。

第　四　方

主治： 周身、四肢发痒、抓之脱皮。

处方： 猪肉半斤　生地二至四两

用法： 上二味水煮頓服，不放盐，少放点酱油。（宜經常用热水洗皮肤，忌用冷水）

第五方

主治： 頑固性皮肤搔痒症。

处方： 密佗僧一块　米醋适量

用法： 密佗僧放炉火中烧紅后，立即投入醋中，冷后捞起。如法反复醋焠七次，然后将密佗僧研成細面。用时茶、油（或清水）調匀，涂患处，一日二次。

第六方

主治： 风疹。

处方： 防风三錢　白芷三錢　牛蒡子三錢
銀花五錢　赤芍三錢　黃芩三錢
蝉蜕四錢　蛇蜕二錢

用法： 水煎服。

疥瘡方

第一方

主治： 疥疮。

处方： 大枫子肉一两　核桃仁五两　水銀一錢　蓖麻子七个　巴豆七个

用法： 上葯共搗为丸，分四丸，每晚用一丸，搓手心，連搓三晚，余一丸隔日再搓。

第二方

主治： 湿气疥疮。

处方： 硫黄研細　白芷各等分　香油四两　黄蜡四两

用法： 将香油熬开，加入黄蜡，溶化后去火，然后加入前二味收成膏，涂搽患处。或将前两味研为細末，用凡士林調成膏亦可。

第三方

主治： 疥疮。

处方： 枯矾一两　硫黄一两　胡椒一两(炒)

用法： 三味研細末，香油調敷。

第四方

主治： 疥疮、头部秃疮流水結痂。

处方： 蒼朮二两　硫黄末一两

用法： 先将蒼朮炒黄，再加硫黄同炒，待硫黄溶化后，与蒼朮粘在一起，然后取出放冷，为极細末。用香油将葯末調成糊状，用布蘸葯反复擦患处，每日早、晚各一次，用葯同时用稻草烘烤患处，效果更好。如用于秃疮則不必烘烤。

手掌皴裂方

主治： 手掌皴裂。

处方： 甘草片一两

用法： 甘草浸入75%酒精中二十四小时，过滤，再加入与滤液等量的蒸餾水和等量的甘油，調匀，将患部洗净，用葯液擦之，每天三、四次。

綉球风方

第一方

主治： 綉球风。

处方： 蝉蜕一錢　菊花三錢　儿茶三錢　地肤子三錢　白蘚皮三錢

用法： 水煎，洗局部。

第二方

主治： 綉球风。（阴囊搔痒）

处方： 生白矾一块

用法： 将唾液唾在白矾上擦患处。

第三方

主治： 阴囊肿痒。

处方： 蚕砂三錢　艾叶三錢　甘草一錢
薄荷二錢　地肤子三錢　透骨草二錢

用法： 水煎洗。

狐臭方

第一方

主治： 狐臭。

处方： 三仙丹　密佗僧各等分

用法： 上二味，混合外敷。

第　二　方

主治： 狐臭。

处方： 密佗僧　海浮石各等分

用法： 上二味，共为細面，敷腋下。

刺　猴　方

第　一　方

主治： 刺猴。

处方： 洗鯉魚的水。

用法： 用洗过鯉魚的水，洗局部，每天二、三次，連洗三天。

第　二　方

主治： 刺猴。

处方：木贼一两　香附一两

用法：上二味，加水三斤煮沸，每日早、晚洗患处，輕輕揉搓刺猴表面，每次洗半小时。

寻常疣方

主治：寻常疣。

处方：鴨胆子仁二錢五分（搗泥）
血竭粉二錢五分　生石灰粉五錢

用法：上三味混合均匀。用时左手将患处皮肤绷紧，右手食指用葯粉一小撮按在疣上揉搓，幷加一定压力，約一、二分钟疣即脫落。若局部有少量渗血，可用葯粉压迫片刻即止。

九、五官病方选

瞼緣炎方

第一方

主治： 瞼緣炎。

处方： 川連三錢 苦参三錢 五倍子三錢
生麰仁三錢 芥穗三錢 口防风三錢
樟丹五分 銅綠五分

用法： 水煎，濾去渣，洗眼。每日二、三次。

第二方

主治： 眥部瞼緣炎。

处方： 梅片一錢 黃連三錢 炉甘石一两

用法： 共研极細末。用时以玻璃棒蘸少許凉开水，取上药如米粒大小点眼，每日三、四次。

（亦可結合第一方应用）

第 三 方

主治： 瞼緣炎。

处方： 蜂蜜适量

用法： 用蜂蜜涂眼瞼及瞼緣，一日三次。

第 四 方

主治： 烂眼边。

处方： 炉甘石粉三錢 綠豆粉三錢 冰片一錢

用法： 共为細末，用香油拌匀，涂瞼緣，每日三、四次。

第 五 方

主治： 烂眼边，經年不愈。

处方： 梨汁 白矾各适量

用法：用梨汁化白矾，抹眼边甚效。

第六方

主治：烂眼边。

处方：蚕砂五錢 眞痲油少許

用法：将蚕砂浸痲油內三日，取出研細末，拭眼边上，二、三次痊癒。

瞼板腺囊肿方

主治：瞼板腺囊肿。（睥生痰核）

处方：生南星适量

用法：生南星加醋磨汁，頻頻涂患处之皮肤，初起輕浅者可消。

倒睫方

主治：倒睫。

处方： 五倍子适量

用法： 五倍子研細末，用蜂蜜調成糊状，涂于眼瞼皮肤上。无蜜者以好醋代之。一日一次。

急性結膜炎方

第一方

主治： 急性結膜炎。（暴发火眼）

处方： 鮮蒲公英四两

用法： 加水煎成两大碗，一碗內服，一碗乘热薰洗。

第二方

主治： 暴发火眼。

处方： 明矾　胆矾　黃連　銅綠　归尾　防风　杏仁　紅花各五分

用法：将上葯搗碎，装入細白布袋放碗內，以开水冲满，用净棉花或手絹拭洗，以冷为止，再洗再兌热水。

第 三 方

主治：暴发火眼。

处方：川連一块

用法：将川連放入乳汁內，三天后取出，用玻璃棒或骨針蘸取点眼，日点三、四次。

第 四 方

主治：暴发火眼。

处方：黃柏三錢 人乳五錢

用法：黃柏搗碎，用乳浸透，取汁点眼內，每日数次。

第五方

主治： 暴发火眼。

处方： 霜桑叶一两

用法： 水煎过滤去渣，洗眼，每日三、四次。

第六方

主治： 暴发火眼。

处方： 銀花　杭菊花　薄荷各三錢

用法： 把葯放在茶壶內，用开水浸泡十分钟后，将患眼接近壶口，以热气薰眼。薰后避风。

第七方

主治： 黑睛生翳。（俗称火矇）

处方： 菊花一两　綠豆衣一两　谷精草一两

用法： 共为細末，每服五分——一錢，每日早、晚各服一次，白水送下。

第　八　方

主治： 暴发火眼，目赤疼痛。

处方. 黄連五分

用法： 将葯置酒盅內，加入人乳，放在飯鍋內蒸。用时以人乳点眼，再用針在耳輪背青筋上（靜脉）放血，如一眼赤痛，只在患側耳輪放血。

第　九　方

主治： 暴发火眼　。

处方： 元参三錢　知母二錢　黄芩二錢

桔梗錢半　生山栀子二錢

元明粉一錢（冲）　大黄一錢

归尾二錢　赤芍二錢　生地二錢

薄荷一錢

用法： 加水用急火煎，飯后服。（大黄要

后下，对通便可增加力量。服后避风，忌食辛辣、粘腻食物等。孕妇忌服）

第十方

主治：眼睛赤絲淡紫浅紅，泪出澀痛，怕光，經常发作。

处方：全当归二錢 木通二錢 酒黃芩一錢半
生地二錢 川芎一錢 蒺藜二錢
生山梔二錢 赤芍葯二錢 甘菊二錢
茺蔚子二錢 炒枳壳二錢 熟軍一錢半
甘草一錢

用法：水煎，临睡时服。（忌食辛辣食物，孕妇可去熟軍、木通、茺蔚子）

第十一方

主治：暴发火眼。

处方： 馬尾連二錢 胡黃連二錢

用法： 用布包熬水洗眼，每天五、六次。（洗后避风。忌食辛辣刺激食物）

砂眼方

第一方

主治： 砂眼。

处方： 精制水飞炉甘石二两 朱宝砂一錢 冰片六錢 硼砂五錢 琥珀二錢 麝香二分 珍珠三分 熊胆五分 珊瑚八分

用法： 上葯研成极細末，以透过棉紙为度，貯于有色玻璃瓶中。用时以玻璃棒蘸少許凉开水，再蘸葯面，如米粒大小，点入下瞼內，每日点眼三次。

（对輕度砂眼疗效較好，重度砂眼疗效較緩，应长期应用。）

第 二 方

主治：砂眼。（椒、粟疮）

处方：海螵蛸适量

用法：把海螵蛸剝去硬皮，再用刀削成长 7—8 分，寬 3—4 分的棒状，或瓜子状，浸入大蒜汁内十二小时，取出晾干备用。先在眼内滴入0.5%狄卡因，每3—4分钟一次，共三次，以起局部麻醉作用，然后翻轉眼瞼，用此棒在病变处摩擦，使之略出血，用消毒棉球擦净，再滴以消炎眼药膏或消炎眼药水即可。一星期可擦一次，直至病变处变得光滑为止。（摩擦时不可触及角膜，以免損伤）

第　三　方

主治： 砂眼。

处方： 明矾一錢　胆矾一錢　黃連一錢
木賊二錢

用法： 水煎薰洗，每晚薰洗一次。一剂可薰洗一周，下次薰洗需要加热，如患者感覚刺激强，可酌加适量开水再用。

角膜軟化症（小儿疳眼）方

主治： 角膜軟化。

处方： 当归一錢　白芍一錢　萊菔子三分
榔片三分　枳壳三分　車前子一錢
銀花四錢　生甘草五分

用法： 水煎服。

角膜潰瘍方

第一方

主治： 角膜潰瘍，急性結膜炎証，角膜实质炎初期。

处方： 金銀花五錢 蒲公英五錢
蜜桑皮一錢半 蔓荆子一錢半
枯黃芩三錢 江枳壳一錢
龙胆草一錢半 天花粉三錢
生甘草五分 川大黃三錢

用法： 水煎服。

第二方

主治： 眼生薄翳，伴有紅赤，澀痛泪出，怕光等症。

处方： 大生地二錢 当归二錢 密蒙花二錢
白蒺藜二錢 細木通二錢 炒枳壳二錢

赤芍二錢 青葙子二錢 石决明二錢
柴胡一錢 熟軍一錢半

用法： 水煎，临睡时服。（忌食辛辣动火食物。孕妇去木通、熟軍）

第 三 方

主治： 眼生云翳。（烏睛混浊，但尙不至白如磁色）

处方： 川羌活三錢 当归五錢 密蒙花五錢
荆芥三錢 木賊五錢 蒺藜五錢
地骨皮五錢 瓜蔞五錢 蔓荆子五錢
炒枳实三錢 川椒三錢（去目）
馬尾連三錢 蝉蜕五錢 菊花五錢
薄荷四錢 蛇蜕三錢 桑白皮五錢

用法： 上葯共为末，蜜为丸，每丸三錢重。每日早、晚各服一丸，白水送下。（食后忌辛辣魚蟹等物）

角膜实质炎(混睛障)方

主治: 角膜实质炎。

处方: 柴胡一錢半 桔黄芩三錢 江枳壳二錢
生白朮一錢半 桔梗一錢 川羌活三錢
防风二錢 独活二錢 前胡一錢
薄荷二錢 白芷三錢 川芎一錢
芥穗三錢 生甘草一錢

用法: 水煎服。

头痛攻眼方

主治: 头痛攻眼。

处方: 石决明一两 生石膏六錢 生地五錢
知母三錢 杭白芍四錢 生牡蠣六錢
麦冬三錢 黄芩三錢 栀子三錢
川芎三錢 細辛二錢 甘草一錢

磁石四錢

用法：水煎服。

（本方应用于头痛攻眼效果良好，亦可試用于青光眼，但在服葯期間应时刻注意病人之眼压。若配以西葯 1-2% 匹罗卡品眼葯水应用，則效果較好）

視神經萎縮方

第一方

主治：視神經萎縮。（肝腎阴虚型）

处方：生地五錢 熟地四錢 山葯五錢
女貞子三錢 何首烏四錢 杭芍四錢
当归五錢 枸杞四錢 谷精草四錢
白蒺藜三錢

用法：水煎服。并送服磁硃丸。

第　二　方

主治： 視神經萎縮。（气血两虛型）

处方： 黃芪八錢　炒白朮三錢　茯苓三錢
当归五錢　远志三錢　杭白芍四錢
五味子二錢　何首烏三錢　女貞子四錢
谷精草四錢　吉林参面五分　甘草二錢
硃砂四分（冲服）

用法： 水煎服。

第　三　方

主治： 視神經萎縮。（肝虛热郁型）

处方： 当归五錢　杭白芍四錢　丹皮三錢
生梔子三錢　柴胡五分　白蒺藜二錢
五味子二錢　肉蓯蓉三錢　郁金二錢
青皮三錢

用法： 水煎服。

眼底病方

主治：一切内眼疾患，視力减退，黑花繚乱，逐漸变成内障。

处方：归身五錢 熟地一两五錢 赤芍一两五錢 川芎五錢 沙参一两五錢 茯苓五錢 蒼朮二两（泔制） 炙甘草五錢 丹参一两五錢 枸杞子一两五錢 茺蔚子一两 谷精草一两五錢 夜明砂一两五錢(要淨的) 石决明七錢五分 草决明七錢五分 蝉蜕三錢（去土） 麦冬一两（去心） 羌活五錢 青盐二錢五分 磁石七錢五分

用法：上葯共为細末，炼蜜为丸，如梧桐子大，硃砂为衣。每服一、二錢，日三服。（患者要将飲食起居，調配得当，精神上避免过度刺激，和用

目力过劳）

中耳炎方

第一方

主治： 中耳炎。

处方： 胡桃十个 冰片二分

用法： 胡桃压油与冰片调匀，滴入耳中，在涂油前，最好用双氧水洗净耳腔脓液，将此油滴入3—5滴，日三次。或用紅棉散（成葯），涂耳道內。

第二方

主治： 中耳炎。

处方： 冰片一分 苦参五分 芝麻油三錢

用法： 用鉄勺将麻油热沸，将苦参放入，煎焦后捞出，再放入冰片候凉使用。先将耳內用葯棉拭淨，然后将油滴耳，一日三次。

第　三　方

主治： 中耳炎。

处方： 枯矾二錢　冰片五分

用法： 上二味共为細末，吹入耳內，一日三次。

第　四　方

主治： 慢性中耳炎。

处方： 干百合适量

用法： 上葯为細面，每服三錢、一日三次，白开水送下。

第　五　方

主治： 慢性中耳炎。

处方： 鮮菖蒲适量

用法：取汁滴入耳内，一日三次。

第六方

主治：急慢性中耳炎及化脓性中耳炎。

处方：硃砂一分 冰片三分 元明粉三錢、硼砂三錢

用法：共为細末，吹入耳內。

第七方

主治：中耳炎。

处方：蜘蛛三个（瓦上焙干） 枯矾少許

用法：共为細末，吹入耳內。

第八方

主治：中耳炎。

处方：柴胡五分 胆草二錢 黃柏三錢 泽泻二錢 苦参三錢 全虫二錢（此为十一、二岁儿童之用量，临証时可根

据年令酌定）

用法： 水煎服。同时外用紅棉散(成药)。

第九方

主治： 耳內流脓。

处方： 鸡蛋二个 冰片末四分

用法： 将鸡蛋煮熟，取蛋黄熬油，加冰片調入。先以药棉拭去耳內脓液，滴入鸡蛋油。一日三——四次。

鼻渊方

主治： 鼻渊。

处方： 蒼耳子一两 辛夷三錢 白芷一錢
細辛一錢 黄芩一錢 薄荷二錢
川貝二錢 淡豆豉二錢

用法： 水煎服。（一般連服十数付）

加减： 紅肿疼甚者，去白芷，加栀子、天花粉；头疼失眠，去白芷，加杭菊、枣仁、蔓荆子。

咽喉肿痛方

第一方

主治： 咽喉肿痛。

处方： 元参三錢　銀花三錢　射干二錢半
大青叶二錢半　黄芩一錢半　熟川軍三錢
青皮二錢半　馬勃二錢半　木通二錢
柴胡五分　桔梗二錢半　胖大海二錢半
山豆根二錢半　梔子二錢半　灯芯三分

用法： 水煎服。

第二方

主治： 咽喉肿痛。

处方： 冰片　寒水石　人指甲(焙黄)

硼砂　生石膏各等分

用法：共研极細末，用笔管吹喉內。

音　哑　方

主治：音哑。

处方：玉蝴蝶五錢　苦桔梗四錢　胖大海七枚

甘草三錢

用法：水煎，含漱。

失　音　方

第　一　方

主治：失音。

处方：猪油二两　白蜜二两　飴糖二两

用法：先将猪油化开去渣，稍溫入白蜜、飴糖成膏。用筷子挑服，日服四、五次，五、六日服完。

第二方

主治： 文艺工作者因說唱而致嗓音失潤。

处方： 石斛一錢　枳实二錢　当归一錢
金櫻子二錢　焦白朮一錢半　沙参二錢
炙黄芪二錢　菖蒲二錢　龙胆草一錢
枸杞果二錢　桔梗一錢半　橘紅一錢半
萆薢一錢

用法： 水煎服。

梅核气方

主治： 梅核气。

处方： 川貝三錢　风化硝三錢

用法： 共研极細末，置于掌心，以舌舐之，在口內噙化，則有痰涎上涌，吐之，便觉咽部清利。

扁 桃 体 炎 方

第 一 方

主治：急性扁桃体炎。

处方：蝎尾（研末）适量

用法：将蝎尾末放在三厘米大的胶布上，堆在中心，敷于下頜角下方，正对扁桃体处的皮肤上，敷12—24小时即愈。

第 二 方

主治：急性扁桃体炎。

处方：銀花一两　連翘四錢　元参一两　山豆根四錢　炒牛蒡子四錢　射干二錢　草河車五錢　桔梗二錢

板兰根四錢 丹皮三錢 生地五錢
甘草一錢 淡黃芩三錢

用法：水煎服。

第三方

主治：扁桃体炎。

处方：黃芩四錢 馬勃六錢 黃連二錢
甘草一錢 桔梗二錢 升麻一錢半
薄荷二錢 板兰根三錢 牛蒡子二錢

用法：水煎服。

牙痛方

第一方

主治：牙痛。（包括风火牙痛、腎虛牙痛及蛀牙痛）

处方：白芍三錢 良姜三錢 干姜二錢半

細辛錢半　銅綠三錢　雄黃二錢半
冰片一分

用法： 先将前四味压成細末，过篩，加入后三味共研极細末，密貯。用时取葯末少許（最多如黃豆大小），吸入鼻孔，左牙痛吸入左鼻孔，右牙痛吸入右鼻孔，可立时止痛（也可用葯末擦在痛处牙齦上），越痛得厉害，止痛越快。但牙齦肿胀或已发炎化脓者，效果不佳。

第　二　方

主治： 长期牙痛不愈。

处方： 大蒜瓣里的心七个。

用法： 搗烂，涂养老穴上（掌背腕后高骨处），左痛涂左，右痛涂右，外以紗布固紮，能很快止痛。涂一昼夜，局部起泡，可以根除牙痛。

第三方

主治： 牙痛。

处方： 花椒二两　艾叶二两

用法： 用好醋煎湯漱口。漱后口肿，但肿消疼止。

第四方

主治： 牙痛。

处方： 川芎三錢　白芷三錢　白高粱三十粒　硷面一两(炒)

用法： 上葯共为細末，嗆鼻用。

第五方

主治： 风火牙疼。

处方： 川烏、草烏各一錢半　細辛一錢　升麻一錢　花椒一錢

用法： 水煎。漱口用，不可咽下。

第 六 方

主治： 牙痛。

处方： 白芷一錢 冰片一分

用法： 共为細末。每次用少許吸鼻內。

第 七 方

主治： 虫蛀牙痛。

处方： 防风一錢 甘草一錢 良姜一錢
川椒五分 細辛一分

用法： 水煎，漱口。

第 八 方

主治： 牙痛。

处方： 白蒺藜二錢 食盐一食匙

用法： 水煎。待凉后，含漱。

第 九 方

主治： 牙痛。

处方： 胡椒七粒 綠豆七粒

用法： 二味在一起稍搗，用帛包住，如綠豆大，放于牙痛处，用力咬紧，痛可止。

第 十 方

主治： 风火牙痛。

处方： 生石膏二两为末

用法： 开水泡，待冷漱口。应含口内三——五分钟，吐出。連用数次。

第 十 一 方

主治： 一切头痛，牙痛。

处方： 乳香 沒葯 川芎 雄黃 白芷各二錢 盆硝五錢

用法： 共为细末，嗜鼻用，嗜时口含凉水，痛立止。

第十二方

主治： 虫蛀牙疼。

处方： 天仙子三錢　雄黃五分

用法： 上二味研为細末。以紙卷筒将葯装入筒內，点燃生烟，张口薰之。

第十三方

主治： 风牙肿痛。

处方： 石灰　細辛各等分

用法： 上二味研为細末，搽于患处即效。

第十四方

主治： 牙痛。

处方： 花椒　細辛　白芷　防风各一錢五分

用法： 加水浓煎，乘溫頻頻漱齿。

（覺有麻木感，即暫停漱口。牙疳，牙齦潰烂流浓，勿用）

齲齿方

第一方

主治： 齲齿。（虫子牙）

处方： 川芎一錢 白芷五分 細辛五分 甘草七分 川椒（或用花椒）五分

用法： 水煎，口含漱。

第二方

主治： 齲齿。

处方： 細辛面一錢 雄黄面一錢

用法： 二葯軋細合匀用。疼时用枣肉蘸葯，塞入齲齿洞內，可止疼痛。

牙宣方

主治： 齿龈糜烂，时流脓血，口臭。

处方： 茄子把五錢 硼砂三錢 冰片一錢

用法： 先将茄子把烧炭存性，再合后二味药共研为极細面，涂敷患处，每日二、三次。

·白　页·

十、中毒急救方选

第 一 方

主治： 白果（銀杏）中毒。

处方： 生甘草一两

用法： 水煎，去渣服。

第 二 方

主治： 白果中毒。

处方： 白果壳一两

用法： 水煎服。

第 三 方

主治： 苦杏仁中毒。

处方： 老杏树根皮三两

用法： 水煎服。

431

第四方

主治： 苦杏仁中毒。

处方： 綠豆一茶杯

用法： 将綠豆搗碎，加水一大碗，煮沸后去渣加紅糖二两頓服。

第五方

主治： 砒霜（信石）中毒。

处方： 干荔枝壳三錢

用法： 焙干研末，用小米泔水調和，一次服完。

第六方

主治： 砒霜中毒。

处方： 片姜黃面三錢

用法： 一次頓服，白开水送下。

第 七 方

主治：誤吞鉄針、鉄釘。

处方：鲜韮菜若干

用法：炒熟多吃，能裹之从大便排出。

第 八 方

主治：煤气中毒。

处第：青木香五錢 鬼箭羽三錢 生蒼朮五錢
乳香三錢 大黄五錢

用法：上葯共研极細末，凡受煤气者，将此葯用笔管吹入鼻內。

第 九 方

主治：誤吞毒物，毒物进胃不久，用此催吐洗胃。

处方：硼砂 白芥子各一两

用法：先用滾开水两飯碗冲葯末，再兑新

汲凉水一倍搅匀，将上药灌入病人口中一、二杯，少时即吐，吐后少息片刻，再服再吐，以吐淨毒物为度。

第十方

主治：误吞銅器。

处方：荸薺或核桃若干

用法：多吃，能自然消化。

第十一方

主治：农药中毒。

处方：生綠豆浆四两——一斤

用法：上药頻服。（待吐泻止后，可改用清凉解毒剂）